Siegfried Hipp / Eva-Maria Tietz
Alternatives Notfall-Manual für Ärzte

Alternatives Notfall-Manual für Ärzte

Ein ganzheitlicher Ansatz

Siegfried Hipp
Eva-Maria Tietz

 Hippokrates Verlag Stuttgart

Die Deutsche Bibliothek – CIP Einheitsaufnahme

Hipp, Siegfried:
Alternatives Notfall-Manual für Ärzte : ein ganzheitlicher Ansatz /
Siegfried Hipp ; Eva-Maria Tietz. – Stuttgart : Hippokrates-Verl.,
1997
 ISBN 3-7773-1294-0

Anschrift der Verfasser:

Dr. med. Siegfried Hipp
Werderstr. 43
79379 Müllheim

Dr. med. Eva-Maria Tietz
Hammerstr. 8
79540 Lörrach

Wichtiger Hinweis: Wie jede Wissenschaft ist die Medizin ständigen Entwicklungen unterworfen. Forschung und klinische Erfahrung erweitern unsere Erkenntnisse, insbesondere was Behandlung und medikamentöse Therapie anbelangt. Soweit in diesem Werk eine Dosierung oder eine Applikation erwähnt wird, darf der Leser zwar darauf vertrauen, daß Autoren, Herausgeber und Verlag große Sorgfalt darauf verwandt haben, daß diese Angabe dem Wissenstand bei Fertigstellung des Werkes entspricht.
Für Angaben über Dosierungsanweisungen und Applikationsformen kann vom Verlag jedoch keine Gewähr übernommen werden.
Jeder Benutzer ist angehalten, durch sorgfältige Prüfung der Beipackzettel der verwendeten Präparate und gegebenenfalls nach Konsultation eines Spezialisten festzustellen, ob die dort gegebene Empfehlung für Dosierungen oder die Beachtung von Kontraindikatoren gegenüber der Angabe in diesem Buch abweicht. Eine solche Prüfung ist besonders wichtig bei selten verwendeten Präparaten oder solchen, die neu auf den Markt gebracht worden sind. Jede Dosierung oder Applikation erfolgt auf eigene Gefahr des Benutzers. Autoren und Verlag appellieren an jeden Benutzer, ihm etwa auffallende Ungenauigkeiten dem Verlag mitzuteilen.
Geschützte Warennamen (Warenzeichen) werden nicht besonders kenntlich gemacht. Aus dem Fehlen eines solchen Hinweises kann also nicht geschlossen werden, daß es sich um einen freien Warennamen handele.

ISBN 3-7773-1294-0
© Hippokrates Verlag GmbH, Stuttgart 1997

Printed in Germany 1997
Satz und Druck: Druckerei Sommer GmbH, 91555 Feuchtwangen
Grundschrift: 9 / 10 Pkt. Gulliver (System: Advent 3B2)

Inhalt

Bitte beachten:
Bildseiten am Schluß des Buches

Hipp, Siegfried, Dr. med., geb. 1955. Facharzt für Allgemeinmedizin. Studium der Medizin, Psychologie und Slawistik in Freiburg und Barcelona. Siebenjährige Kliniktätigkeit in verschiedenen Fächern. Berufsbegleitende Ausbildung in Körperorientierter Psychotherapie, NLP und verschiedene Naturheilverfahren sowie Chirotherapie. Praxisschwerpunkte: Klassische Homöopathie, Akupunktur und Psychosomatik.
Seit 1991 niedergelassen in einer allgemeinmedizinischen Gemeinschaftspraxis. Umfangreiche Lehrtätigkeit im Rahmen der ärztlichen Weiterbildung.

Tietz, Eva-Maria, Dr. med., geb. 1962. Medizinstudium in Freiburg. Weiterbildung u. a. in Psychosomatik und Neuraltherapie sowie Klassischer Homöopathie. Praxisschwerpunkt: Klassische Homöopathie. Seit 1994 als praktische Ärztin niedergelassen in einer Praxisgemeinschaft.

Vorwort

„**cave Notfall**" – nicht nur der unmittelbar betroffene Patient, sondern auch jeder zufällig oder gerufenermaßen involvierte Hel-
fer – wir Ärzte davon nicht ausgenommen – wird Teil eines Ge-
schehens, bei welchem schnelles, ruhiges, sicheres und kompe-
tentes Handeln auf der therapeutischen Seite notwendig ist.

Um letzteres leisten zu können, bedarf es neben möglichst umfas-
sender klinischer Erfahrung eines ständigen „Gewappnet-Seins",
insbesondere auch mit dem entsprechenden notfallrelevanten
Wissen.
Dies einerseits prägnant, andererseits aber auch möglichst um-
fassend vor Augen zu führen und für den Handlungsfall als Erinnerungshilfe und / oder Behandlungsvorschlag zur Verfügung zu
stellen, ist Anliegen dieses Handbuches.

Seine Besonderheit liegt in dem integrierten Ansatz: neben der
konventionellen Vorgehensweise werden insbesondere zwei Al-
ternativen „**ergänzend**" zur Darstellung gebracht:

Die *Homöopathie* und die *Akupunktur.*

Die ärztlichen Anwenderinnen und Anwender dieses erweiterten
therapeutischen Instrumentariums werden – nicht zuletzt auch
zum Wohle der Patienten – die Erfahrung machen, daß die einzel-
nen Ansätze sich u. U. nicht nur addieren, sondern in ihrer Effekti-
vität potenzieren können.

Am Zustandekommen des vorliegenden Notfallmanuals waren
unsere geschätzten Kollegen

Dr. med. Axel Kühn und
Dr. med. Klaus Weber

maßgeblich und unterstützend beteiligt.

Für ihre Anregungen und sachkundigen Ideen danken wir ihnen
an dieser Stelle herzlich.

GRUNDLAGEN

Unabdingbare Basis-Maßnahmen im Notfall

1. Absicherung des Notfall-Ortes

2. erste diagnostische Einschätzung durch „**B A P**" (Bewußt-sein-Atmung-Puls). Feststellen der
Bewußtlosigkeit durch lautes Ansprechen, Bewegen, Knei-fen (Schmerzreaktion)
Atemsituation durch Hören/Sehen/Fühlen der Atemtätig-keit obere Atemwege auf evtl. Hindernisse überprüfen und freimachen,
vorsichtiges nach-hinten-Überstrecken d. Kopfes
Puls/Kreislaufsituation durch Prüfen des A. carotis-Pulses (einseitig!), Überprüfen der Pupillenreaktion sowie des Blutdruckes.

3. stabile Seitenlagerung (bei vorhandener Atmungstätigkeit und tastbarem Puls).

4. bei Fehlen: Einleitung der **kardiopulmonalen Reanimati-onsmaßnahmen**:
Mund zu Mund- bzw. Mund zu Nase-Beatmung (evtl. über Maske/Beutel) sowie **Herzdruckmassage** im Verhältnis **2 : 15** (Einhelfer-Methode) **1 : 5** (Zweihelfer-Methode)

5. stetige Überprüfung des Erfolges der Maßnahmen durch wiederholtes „**B A P**".

6. außerdem: venösen Zugang legen (lassen), evtl. Intubation.

7. Notarzt (-wagen) verständigen (lassen).

Bezüglich technischer Einzelheiten und der Anleitung zur Durch-führung der Maßnahmen im Detail verweisen wir auf ausführli-che Fachliteratur.
Die vorliegende Anleitung ist als *Erinnerungshilfe* gedacht.

Für den ärztlichen Notfall relevante Empfehlungen

1. regelmäßige Wartung, Überprüfung und gegebenfalls Erneuerung des Notfallzubehöres.

2. regelmäßiges Training und Wiederauffrischen einmal erlernter therapeutischer Fertigkeiten.

3. stetige Vertiefung und Erweiterung des Wissensstandes.

4. im Notfall Ruhe und den Überblick bewahren, auch über die unmittelbare Notfallsituation im engeren Sinn hinausgehend.

5. auch auf Schutz und Wohlergehen der eigenen Person achten.

6. sich auf das Naheliegende, Offensichtliche konzentrieren, dabei das weniger Spektakuläre, das Latente in seiner möglichen Gefährdung nicht unterschätzen und vernachlässigen.

7. wenn möglich, dokumentieren.

Zur praktischen Anwendung der von uns empfohlenen, notfallmedizinischen Medikamente bzw. Maßnahmen

– Schulmedizinische Medikation:

setzt eine zumindest grobe Einschätzung des Körpergewichtes voraus; die Dosierung entspricht dieser.

Die derzeit empfohlenen Medikamente und evtl. **Dosierungen** sollten **immer** wieder **aktualisiert** werden.

Bezüglich der therapeutischen Besonderheiten im pädiatrischen Bereich sei auf entsprechende Literatur verwiesen.

– Homöopathie:

Wir empfehlen zunächst ein Set praxisrelevanter Notfall-Medikamente (siehe Liste) in Globuliform in der **C 30** als Basisausstattung.

Je nach Erfahrungsstand kommt natürlich sowohl eine Ausweitung der Medikamente als auch eine Modifizierung der Potenzstufe in Frage.

Pro Gabe empfehlen wir **3 Globuli**; Wiederholungsgaben sind in sehr akuten Situationen in Abständen von sogar wenigen Minuten möglich.

Bezüglich der Mittelauswahl halten wir die sogenannten Modalitäten für das wichtigste Kriterium.

– Bach-Blüten:

Die aufgelisteten Blütenessenzen sollten in sogenannten „stockbottles„ mitgeführt werden.

Im Bedarfsfall sind sie 1-tropfenweise in ein neutrales 10 ml-Fläschchen, das zur Hälfte mit 70 %igem Alkohol gefüllt und mit Pipettenverschluß versehen ist, zu geben und als Mischung *4-tropfenweise* zu applizieren.

Die Darreichung ist sowohl innerlich - oral - als auch äußerlich möglich (z. B. bei Verletzungen).

– Akupunktur

Wir empfehlen, einen Nadelbestand von ca. 50 Einmalnadeln mitzuführen.

Cave: Nadelapplikation im Notfall!
Nur im sichtbaren, leicht zugänglichen Bereich nadeln und
etwaige Mit-Helfer informieren bzw. hinweisen.
Oft ist die sogenannte **Akupressur** technisch einfacher
und ebenfalls wirksam.

Auswahlkriterien bzw. Leitsymptome der wichtigsten notfallrelevanten homöopathischen Mittel

Aconitum   Angst – Furcht – Ruhelosigkeit – Folgen von Schreck – Folge von kalten Winden, Zugluft – **schlimmer** nachts – Symptomatik: plötzlich, heftig, stürmisch – indiziert bei klinischen Bildern wie Fieberzuständen, Pseudokrupp, akuten Herzbeschwerden, Dyspnoe, sofern obige Leitsymptome und Modalitäten vorhanden.

Apis   lokale und generalisierte Schwellungszustände bzw. Oedeme – Durstlosigkeit – Neigung zu Somnolenz – Symptomatik gelindert durch lokale Kühlung – empfindlich gegen Hitze, Berührung, Druck – Schmerzen stechend.

Arnica   Verletzungsfolgen – traumatische Blutungen – Symptome durch bzw. nach großer körperlicher Anstrengung – wundes, lahmes, zerschlagenes Gefühl – trotzdem evtl. Bewegungsdrang – **schlimmer** durch harte Unterlage und Berührung.

Arsenicum album   Patient mit Neigung genau, pedantisch, kontrollierend und possessiv zu sein – ängstlich, furchtsam – **schlimmer** nachts – kälteempfindlich – schwach – kraftlos – sehr unruhig mit Bewegungsdrang – Verlangen und Durst auf kaltes Wasser – Schmerzen brennend.

Aurum metallicum   Patienten tendenziell depressiv, melancholisch, evtl. suizidal – plethorisches, vollblütiges Aussehen durch Blutfülle im Kopf – Klopfen der Karotiden – Palpitationen-Empfindung, als stünde das Herz still – Hypertonie – **schlimmer** nachts, bei kaltem Wetter, im heißen Zimmer.

Belladonna Patient in heftiger, u. U. wilder Bewegung – Blutandrang zum Kopf – Symptomatik plötzlich, heftig, intermittierend oder wellenförmig auftretend – evtl.- mit Angst, Halluzinationen – Röte des Gesichts, der Augen – heiß – schmerzhaft – Pulsieren – **schlimmer** durch Geräusche, Licht, Berührung, Bewegung, Erschütterung – **besser** durch Ruhe, Druck, Bandagieren.

Bryonia Patient möchte in Ruhe gelassen werden, ist tendenziell abweisend – evtl. geschäftliche Sorgen im Hintergrund – Trockenheit der Schleimhäute – seröse Entzündungen – Symptomatik **schlimmer** durch kleinste Bewegung, Erschütterung, Berührung – **besser** durch Ruhe, Liegen (auf schmerzhafter Seite) – großer Durst.

Cactus Gefühl des Zusammenschnürens – Konstriktions- bzw. Engegefühl – Herzsensation wie umklammert – Palpitationen – periodisch auftretend – **schlimmer** im Liegen, linke Seite – Patient deprimiert, schlecht gelaunt, ängstlich.

Calendula Verletzungsmittel (Riß-, Schnitt-, Quetschungswunden, auch verschmutzte und infizierte Wunden) – Blutungen und Schmerzzustände nach Traumen.

Camphora eisige Kälte (partiell oder generalisiert) – blasse oder bläulich-livide Verfärbung- Kollaps- bzw. Schocksymptomatik – extreme Schwäche – Patient kann nicht zugedeckt sein.

Cantharis heftige Entzündungen (z. B. Urogenitaltrakt) – brennende Schmerzen – Gefühl wie verbrannt – Blasenbildung – Verbrennungsmittel – **schlimmer** durch Berührung, während der Miktion, durch kalte Getränke.

Carbo vegetabilis Angst in der Dunkelheit – stagnierende Blutzirkulation mit großer Kälte und livider Verfärbung (v.a. der unteren Extremitäten) – Purpura – Gangrän – extreme Schwäche – Kachexie – Folgen erschöpfender Erkrankungen – Gasbildung im Abdomen – Finalstadium – **schlimmer** durch Kälte, Fette, abends, nachts – **besser** durch Aufstoßen, Luftzufächeln.

Chamomilla Patient tendenziell reizbar, ungehalten, ärgerlich-vehement, ungeduldig, „vielwillig" – sehr schmerzempfindlich – will getragen, bzw. umsorgt sein, trotzdem nicht **besser** – Zahnungsmittel – eine Seite rot, die andere bleich und kalt – heftige Entzündungen – **besser** durch passive Bewegungen.

China große Schwäche nach Verlust vitaler Flüssigkeiten – (drohende) Exsikkose – Anämie und Schwäche bei oder nach Blutungen – kraftlos, dabei evtl. trotzdem reizbar – zugluftempfindlich – **schlimmer** durch Berührung, durch Säfteverlust, Sommerhitze – **besser** durch Druck, Zusammenkrümmen, frische Luft, Wärme – Symptomatik periodisch.

Circuta Konvulsionen – Trismus – Opisthotonus – Mißtrauen – Epilepsie – funktioneller Schiefhals – Brustenge – Angst – **schlimmer** durch Berührung, Erschütterung, Tabakrauchen.

Cocculus Schwindel, Übelkeit bei oder infolge passiver Bewegungen (Fahren) – „Reise"- bzw. Seekrankheit – **schlimmer** durch Bewegung, Schlafmangel, Gemütserregung.

Coffea „Schlafmittel" insbesondere bei Insomnie infolge von Gedankenflut, nach frohen Ereignissen – Übererregbarkeit des Nervensystems – Ideenreichtum – nervöses Asthma, Herzklopfen, Neuralgien, Zahnschmerzen – **besser** durch Wärme, Liegen, kühlende Kompressen – **schlimmer** durch starke, auch positive Emotionen, nachts, starke Gerüche.

Colocynthis	Spasmolytikum (insbes. bezügl. der abdominellen Hohlorgane) – Symptomatik oft nach Verdruß, Ärger, Kränkung, Zorn, Empörung und Entrüstung auftretend – **besser** durch Zusammenkrümmen, Gegendruck, Wärme, Beineanziehen – **schlimmer** durch Zurückbeugen, Kälte, nachts.
Conium	Depression – Abneigung gegen Gesellschaft – trotzdem Angst vor Alleinsein – Schwindel beim Sich-Hinlegen und Sich-Umdrehen bzw. Kopf-Drehen im Bett – rechtsseitig.
Convallaria	Herzinsuffizienz – Empfindung, als würde Herz aufhören zu schlagen – praetibiale- und Knöchel-oedeme – Belastungsdyspnoe – Schwäche.
Cuprum met.	Spasmen und Krämpfe, lokalisiert und generalisiert (Epilepsie) – Angina pectoris-Symptomatik – Lippenzyanose – **schlimmer** durch Schlafmangel, unterdrückte Hautausschläge, nach Erbrechen – **besser** durch Trinken von kaltem Wasser.
Crotalus horridus	Hämorrhagien – septische Zustände – Herzaktionen schwach, ebenso Puls – Haut schwärzlich verfärbt – Purpura – extreme vitale Bedrohung – Praefinalstadium.
Drosera	bewährtes (Keuch)-Hustenmittel – Husten spastisch, paroxysmal, erstickend – **schlimmer** nach Hinlegen, nach Mitternacht, Trinken, Bettwärme – mit Erbrechen und Dyspnoe – asthmatoide Zustände.
Dulcamara	verschiedenartige Symptomatik, die durch Nässe, Kälte, Sich-Aufhalten in feuchter Kleidung und Frieren, Wechsel des Aufenthaltsortes von warm nach kalt, durch plötzlichen Kälteeinbruch bedingt bzw. verursacht ist (besonders Frühjahr und Herbst mit kalten Nächten, Kühlräume, Durchnässung im Regen, feuchtkalte Wohnungen oder Schlafplätze).

Gelsemium Schläfrigkeit – Fieber – Hitze des Kopfes – (Sommer)-Grippemittel – Patient erregbar – Kopfschmerz – Zittern – Schwäche – Schwindel – Ataxie – Lähmungen, Ptose – Herzbeklemmung – Sensation, Herz wolle aufhören zu schlagen – Angst – **besser** nach Urin-Abgang – **schlimmer** durch feuchtes, schwülwarmes Wetter, seelische Erregungen, schlechte Nachrichten, Föhn, Darandenken.

Glonoinum Symptomatik oft hervorgerufen durch starke Sonneneinwirkung – Sensation von Klopfen, Pulsieren – Blutwallungen zum Kopf – Palpitationen – Kongestion der oberen Körperhälfte und v.a. des Kopfes – Kopfschmerzen – **schlimmer** durch (Sonnen)Überhitzung, Aufenthalt in der Sonne, Licht, Erschütterung, Sich-Bücken, Berührung.

Hyoscyamus Patient reizbar, mißtrauisch, argwöhnisch, eifersüchtig, nervös – Halluzinationen – Konvulsionen – Spasmen – Ängste mit Schlaflosigkeit – verschiedenartigste Wahnvorstellungen – Zuckungen – Neigung sich auszuziehen bzw. die Kleider vom Leib zu reißen – **schlimmer** durch Liegen, Enttäuschung, nachts, emotionale Belastung.

Ipecacuanha Symptomatik während oder nach Blutungen (hellrot, aus den verschiedensten Körperöffnungen) – große Übelkeit mit Schwäche – dabei tendenziell reizbar – Dyspnoe mit (Keuch-)Husten mit Brechneigung – Würgen – Schleimproduktion – **schlimmer** durch Anstrengung, im Liegen, feuchtwarme Winde.

Lachesis Patient mitteilungs- bzw. redebedürftig – mißtrauisch – eifersüchtig – wie unter Druck stehend – Gefühl der Enge (v.a. auch am Hals) – linksseitig – rötlich-livide Verfärbung – berührungsempfindlich – **besser** durch Ingangkommen von Absonderungen, Sprechen, Sich-Luft-Machen – **schlimmer** durch Druck, Berührung, Einengung, nach Schlaf, durch

Sonne, im Frühjahr, (feucht-)warmes Wetter, enge Räume, heiße Bäder.

Latrodectus mactans Angina pectoris-Mittel – krampfartige Schmerzen vom Herzen ausgehend und in li. Axilla und den linken Arm ziehend – Taubheit der Finger – heftige Schmerzen – Patient schreit vor Schmerz, klagt über Atemnot – Ängstlichkeit – Schmerzen krampfartig – Kälte des Körpers – Haut kalt, marmoriert.

Magnesium phosphoricum krampfartige, einschießende, stechende Schmerzen, wie durchbohrend – Koliken – Neuralgien – **schlimmer** durch Kälte, Bewegung, Berührung.

Naja tripudians Patient ängstlich, Todesangst – Praecordialangst – Angina pectoris – Schmerzausstrahlung vom Herzen nach oben und in linke Schulter – Gewicht auf dem Herzen – Puls langsam, schwach, unregelmäßig – Erstickungsgefühl – ziehend-stechender Brustschmerz – **schlimmer** in Linksseitenlage – **besser** durch Umhergehen im   Freien.

Natrium sulfuricum Asthmamittel (bes. für Kinder) – **schlimmer** durch Aufenthalt am Wasser, Feuchtigkeit, feuchtwarmes Wetter, Linksseitenlage – **besser** bei trockenem Wetter, Lagewechsel, Druck.

Nux vomica Patient tendenziell reizbar, nervös, wütend, ungeduldig – überempfindlich auf alle möglichen Reize – verschiedenartigste Symptome, welche sich **verschlimmern** durch trockene Kälte, Stimulantien, äußere und innere Reize und Belastungen bzw. Anforderungen, Schlafmangel, starke Gerüche, Gewürze, scharfe Nahrungsmittel, morgens – **besser** durch Ruhe, Wärme, Entspannung, Reizabschirmung.

Opium   Patient schläfrig, benommen, langsam, schmerzun-
empfindlich, gelähmt – Schlaf tief, wie betäubt mit
schnarchender Atmung – bewußtlos – oft Folgen von
großem Schrecken oder Trauma (auch körperlich) –
Atmung schwer, röchelnd – schweißig – **schlimmer**
durch Hitze, im und nach Schlaf.

Phosphor   Patient empfindsam, zugewandt, kontaktfreudig –
beeindruckbar durch alles Mögliche – kann sich
nicht oder nur schwer abgrenzen – empathisch –
mitfühlend – -mitleidend – -ruhelos – ängstlich – zu
Blutungen neigend – brennende Schmerzen –
schlimmer im Liegen, in der Dämmerung, während
oder vor Gewitter, Liegen auf der linken Seite – **besser** durch Licht, Rechtsseitenlage, kalte Getränke,
Schlaf, Kaltbaden, in Gesellschaft, durch Anteilnah-
me.

Pulsatilla   Patient hat wechselnde Symptome und Stimmun-
gen, weinerlich, harmoniebedürftig – durstlos – **besser** durch Zuwendung, Nähe, Trost, Berührung, Körperkontakt, im Freien, Bewegung – **schlimmer** in
warmen, geschlossenen Räumen, durch Ablehnung,
Disharmonie, fette Speisen, Liegen auf schmerzhafter oder linker Seite.

Pyrogenium   in verzweifelten Fällen bei Sepsis und Vergiftungs-
fällen, wenn andere gut gewählte Mittel versagen –
septische Temperaturen mit schwachem Puls, großer Schwäche – Sekretionen und Ausflüsse stinken
faulig.

Rhus   Patient ist unruhig und braucht Bewegung – ängstlich
toxico-   und unruhig, nachts – alle Beschwerden v. a. auch des
dendron   Bewegungsapparates **schlimmer** in Ruhe, durch oder
nach Zugluft und Kälte, Durchnässung und Liegen –
besser in Bewegung, Lagewechsel, Wärme – bewährt
nach Verstauchungen, Verrenkungen, Herzschwäche
nach Überanstrengung.

Sanguinaria	rechtsseitige Schmerzzustände (mit Sonne steigend und fallend) – **schlimmer** durch Bewegung, Berührung – **besser** durch Schlaf, Erbrechen, kalte Luft, Dunkelheit, Aufsetzen – Symptomatik periodisch auftretend.
Spigelia	heftige Symptomatik linksbetont – Schmerzen über linkem Auge, linker Schulter, Herzgegend – heftiges Herzklopfen – Präkordialangst – periodisch auftretend – Symptomatik steigt und fällt mit Sonnenstand – Palpationen – **schlimmer** durch Berührung, Bewegung, Lärm, Sich-Umdrehen, Erschütterung – **besser** durch Liegen auf rechter Seite, mit hochgelagertem Kopf, Ruhe.
Spongia	Patient ist erschöpft – ängstlich – Trockenheit der Schleimhäute – Symptomatik vor allem im Bereich der Atmungsorgane und des Herzens: Dyspnoe mit ziehender, keuchender, pfeifender Atmung – trokkener, kruppöser Husten – Pseudo-Krupp-Symptomatik – Herzklopfen – Tachykardie – **schlimmer** nachts, vor Mitternacht, bei Inspiration, bei Treppensteigen, Windeinfluß, nach dem ersten Schlaf – **besser** durch Flachliegen und Trinken.
Stramonium	heftige Erregungszustände – Halluzinationen – Delirien – Manie – Fieberzustände mit Desorientiertheit, Panik – **schlimmer** allein, in Dunkelheit, bei Anblick glänzender Gegenstände – **besser** durch Licht, in Gesellschaft, Wärme.
Tabacum	Patient verzagt, unzufrieden – Schwindel – kaltschweißig (v.a. Stirn und peroral) – Übelkeit – Seekrankheit – Vagussymptomatik – **schlimmer** bei Öffnen der Augen, Fahren, großer Hitze und Kälte – **besser** durch frische Luft, Ruhe und Abdecken.

Tarantula hispanica Patient nervös, übererregt – ständig in Bewegung bzw. Bewegungsdrang – Tätigkeitsdrang – Launenwechsel – Instabilität – destruktive Impulse – sexuelle Überreizung – Impuls zu tanzen – sehr sensibel auf Musik – Zuckungen – Krämpfe – **schlimmer** durch Bewegung, Kontakt, Geräusche – **besser** durch frische Luft, Musik.

Tartarus stibiatus (= Tartarus emeticus, = Antimonium tart.) Angst, allein zu sein – Dyspnoe mit Schleimrasseln und Schwäche – Asthma bronchiale, Pneumonie mit Kaltschweißigkeit, Schwäche, Schläfrigkeit, Erschöpfung – **schlimmer** abends, im Liegen, feuchte Kälte – **besser** durch Aufrecht-Sitzen, Expectoration.

Veratrum album Patient in extremer Verfassung mit großer Schwäche, Hinfälligkeit, Kräfteverfall – kalter Stirnschweiß – Kollapsneigung – Schocksymptomatik – Patient verlangt nach Gesellschaft – Blässe oder Blaufärbung der Extremitäten und des Gesichts – extremes Kältegefühl – starker Durst – oft nach massivem Erbrechen und/oder profusen Diarrhoen – Übelkeit – Mittel gilt als eines der wichtigsten Analeptica – **schlimmer** durch Flüssigkeitsverlust, nachts, feuchtkaltes Wetter, Durchnässung – **besser** durch Wärme und heiße Getränke, Zudecken, Liegen.

<u>**Hinweis:**</u> Dies ist eine Auswahl homöopathischer Mittel ohne Anspruch auf Vollständigkeit. Wir verweisen auf die Notwendigkeit des Studiums entsprechender Lehrwerke!

Notfallrelevante
Akupunkturpunkte / Lokalisation

Lunge (Lu) **Lu 1:**
1 CUN unterhalb der Clavicula, 6 CUN lateral der Mittellinie
Lu 5:
in der Ellenbeuge, lateral der Bicepssehne
Lu 7:
1,5 CUN proximal von Lu 9
Lu 9:
radial der A. radialis am Ende der Handgelenksbeugefalte
Lu 11:
proximal und lateral des radialen Nagelfalzwinkels des Daumens

Dickdarm **Di 1:**
(Di) proximal und lateral des radialen Nagelfalzwinkels des Zeigefingers
Di 4:
auf der Höhe der Mitte des zweiten Metakarpale im Muskelbauch des m. interosseus dorsalis I bzw. m. adductor pollicis
Di 11:
bei gebeugtem Ellenbogen am lateralen Ende der Beugefalte
Di 20:
am Rande des Nasenflügels in der Nasolabialfalte

Magen (Ma) **Ma 9:**
am Vorderrand des m. sternocleidomastoideus auf der Höhe der Oberkante des Schildknorpels
Ma 21:
2 CUN lateral der Mittellinie auf Höhe von KG 12
Ma 25:
2 CUN lateral des Nabels

Ma 36:
auf der Höhe der Unterkante der Tuberositas tibiae, ein Querfinger lateral der Kante

Ma 37:
3 CUN distal von Ma 36

Ma 38:
5 CUN unterhalb von Ma 36, ebenfalls ein Querfinger lateral der Tibiakante

Ma 39:
6 CUN distal von Ma 36, ein Querfinger lateral der Tibiakante

Ma 40:
auf Höhe von Ma 38, zwei Querfinger lateral der Tibiakante

Ma 44:
unmittelbar proximal der „Schwimmhaut" zwischen zweiter und dritter Zehe am Übergang von Basis zum Schaft des Grundgliedes der zweiten Zehe

Ma 45:
unmittelbar (ca. 2 mm) proximal und lateral des lateralen Nagelfalzwinkels der zweiten Zehe

Milz-Pankreas (MP)

MP 1:
ca 2 mm medial und proximal des medialen Nagelfalzwinkels der ersten Zehe

MP 4:
an der Grenze von der Basis zum Schaft des ersten Os metatarsale am inneren Fußrand

MP 6:
4 Querfinger proximal der höchsten Stelle des medialen Malleolus, hinter der posterioren Tibiakante

MP 10:
bei gebeugtem Knie zwei CUN oberhalb der medialen Patellakante, im Mittelpunkt des Kreisbogens, den der m. vastus medialis am Übergang in die Sehne bildet

Herz (He)	**He 3:**
	bei gebeugtem Ellenbogen am medialen Ende der Beugefalte, anterior des medialen Epicondylus
	He 5:
	ein CUN proximal von He 7 über a. ulnaris
	He 6:
	0,5 CUN proximal von He 7
	He 7:
	proximal des Os pisiforme medial des Ansatzes der Sehne des m. flexor carpi ulnaris
	He 9:
	unmittelbar proximal und medial des medialen Nagelfalzwinkels des Kleinfingers

Herz (He)

He 3:
bei gebeugtem Ellenbogen am medialen Ende der Beugefalte, anterior des medialen Epicondylus
He 5:
ein CUN proximal von He 7 über a. ulnaris
He 6:
0,5 CUN proximal von He 7
He 7:
proximal des Os pisiforme medial des Ansatzes der Sehne des m. flexor carpi ulnaris
He 9:
unmittelbar proximal und medial des medialen Nagelfalzwinkels des Kleinfingers

Dünndarm (Dü)

Dü 1:
unmittelbar proximal und ulnar des ulnaren Nagelfalzwinkels des Kleinfingers
Dü 13:
an der Ulnarkante des fünften Metakarpale an der Grenze vom Schaft zum Köpfchen, an der ulnaren Handkante unmittelbar oberhalb der Handbeugefalte bei Faustschluß

Blase (Bl)

Bl 13:
zwei Querfinger lateral der Mittellinie auf der Höhe der Unterkante der dritten BWK-Dornfortsatzspitze
Bl 15:
zwei Querfinger lateral der Unterkante der fünften BWK-Dornfortsatzspitze
Bl 20:
zwei Querfinger lateral der Unterkante der elften BWK-Dornfortsatzspitze
Bl 21:
zwei Querfinger lateral der Unterkante der zwölften BWK-Dornfortsatzspitze
Bl 22:
zwei Querfinger unterhalb der Unterkante der ersten LWK-Dornfortsatzspitze

Bl 23:

zwei Querfinger unterhalb der Unterkante der zweiten LWK-Dornfortsatzspitze

Bl 28:

zwei Querfinger lateral der Mittellinie auf der Höhe des zweiten Foramen sacrale

Bl 40:

in der Mitte der Kniegelenksbeugefalte

Bl 62:

unmittelbar unterhalb des Malleolus externus zwischen Malleolus externus und der Sehne des m. peroneus

Bl 67:

unmittelbar lateral und proximal des lateralen Nagelfalzwinkels der fünften Zehe

Niere (Ni) **Ni 1:**

auf der Fußsohle, in der Tiefe zwischen Groß- und Kleinzehenballen, am Übergang vom vorderen zum mittleren Drittel des Fußes

Ni 3:

auf der Höhe der höchsten Erhebung des Malleolus medialis zwischen Tibia und Achillessehne

Ni 4:

0,5 CUN distal von Ni 3

Ni 6:

ein CUN distal der höchsten Stelle des Malleolus medialis

Ni 7:

zwei CUN proximal von Ni 3 ventral der Achillessehne

Ni 27:

am Sternoklavikulargelenk im Winkel von Klavicula und Sternum

Pericard (P) **P 3:**
(Kreislauf KS) in der Ellenbeugenfalte an der ulnaren Seite der Bicepssehne

P 6:
drei Querfinger proximal der Handgelenksbeugefalte zwischen den Sehnen der Mm. palmaris longus und flexor carpi radialis
P 7:
in der Mitte der Handgelenksbeugefalte

Dreifacher Erwärmer (3 E)	**3 E 5:** drei Querfinger proximal der dorsalen Handgelenksfalte zwischen Radius und Ulna **3 E 8:** vier CUN proximal der dorsalen Handgelenksfalte zwischen Radius und Ulna
Gallenblase (GB)	**GB 2:** bei leicht geöffnetem Mund vor dem Tragus auf der Höhe der Incisura intertragica **GB 20:** unterhalb des Os occipitale zwischen Ansatz des Trapezius und des Sternocleidomastoideus **GB 24:** in der Mamillarlinie im siebten ICR **GB 25:** an der Spitze des freien Endes der zwölften Rippe **GB 34:** in der Vertiefung vor und unterhalb des Fibulaköpfchens **GB 37:** fünf CUN proximal der höchsten Erhebung des Malleolus lateralis am Vorderrand der Fibula **GB 39:** drei CUN proximal der höchsten Erhebung des lateralen Malleolus vor der Fibulakante
Leber (Le)	**Le 1:** unmittelbar lateral und proximal des lateralen Nagelfalzwinkels der Großzehe

Le 2:

zwischen erster und zweiter Zehe an der Grenze von Basis zum Schaft der Zehengrundglieder in der proximalen Verlängerung der „Schwimmhaut"

Le 3:

auf dem Dorsum pedis, in der Vertiefung im Winkel zwischen erstem und zweitem Os metatarsale

Le 13:

am freien Ende der elften Rippe

Le 14:

in der Mamillarlinie im sechsten ICR

**Konzeptions-
gefäß (KG) =
REN MAI**

KG 2:

am Oberrand der Symphyse

KG 3:

vier CUN distal des Nabels

KG 4:

drei CUN distal des Nabels

KG 6:

1,5 CUN distal des Nabels

KG 12:

vier CUN proximal des Nabels

KG 13:

fünf CUN proximal des Nabels

KG 14:

sechs CUN proximal des Nabels

KG 17:

auf dem Sternum in Höhe des vierten ICR

KG 22:

im Jugulum

**Lenkergefäß
(LG) =
DU MAI**

LG 4:

distal der Dornfortsatzspitze des zweiten LWK

LG 14:

distal der Dornfortsatzspitze des siebten Zervikalwirbels

LG 20:

(BAIHUI): auf der Kreuzung der Verbindungslinie zwischen beiden Ohrspitzen und der Mittellinie

LG 26:

(RHEN ZHONG): auf der Mittellinie zwischen Nase und Oberlippe am Übergang des oberen Drittels zum mittleren dieser (kurzen) Strecke

Extrapunkte (EP) **EP 30:**

am distalsten Punkt der Fingerkuppe sämtlicher Finger

Ohrpunkte (OP) Wir verweisen auf die Notwendigkeit, die entsprechenden Punkte im Vorfeld eingehend zu studieren und zu lokalisieren, um sie im Notfall evtl. mit Hilfe eines sogenannten Punktoskopes rasch wiederfinden und gegebenenfalls behandeln zu können.

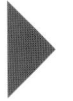

**Die wichtigsten Punkte
finden Sie auf den 3 Bildseiten
am Schluß des Buches**

NOTFALLSITUATION
HERZ

Herzinfarkt

nitroresistenter Präkordialschmerz mit und ohne Ausstrahlung (z. B. in den linken Arm).

Klinik: Unruhe, Angst bis hin zu Todesangst, Kaltschweißigkeit, Blässe, Übelkeit, Erbrechen **cave DD**: bei abdominellen Beschwerden im Oberbauch, v. a. links, immer auch an Infarkt denken!
Kurzatmigkeit, Dyspnoe, Zyanose, hämodynamische Dysfunktion: RR-Abfall: **cave kardiogener Schock!**
Arrhythmie, Synkopen.

Therapie: Herzlagerung (Oberkörper hoch, Beine tief).
Sauerstoff 4-10 l über Sonde.
venösen Zugang legen.

med. Therapie: Nitrospray s. l.; ggf. Repetition alle 5 min.
Morphin 2-3 mg i. v., **cave keine i. m. Applikation** (Diagnostik, Enzyme).
evtl. Lasix (40-60 mg) langsam i. v.
bei hypertonen RR-Werten: Nifedipin s. l.

generell: rasche Klinikeinweisung unter Notarztbegleitung.
evtl. Intubation und Beatmung vor Ort.

Homöopathie Herzbeschwerden nach körperlicher Anstrengung –
Arnica Zerschlagenheitsgefühl – kann nicht auf harter Unterlage liegen – Verschlimmerung durch Berührung und Bewegung.

Aconitum Herzschmerz – wie aus heiterem Himmel – Todesangst – trockene Hitze – Folge von kaltem Wind u. Schockerlebnissen.

Arsenicum Herzbeschwerden mit Kälte u. Schwäche – Angst –
album ruhelos – Verschlimmerung nachts – um Mitternacht – pedantisch.

Cactus Engegefühl – „eiserne Faust ums Herz".

Crataegus Herzschwäche – Ausstrahlung zum Magen.

Veratrum Herzbeschwerden mit Kollaps – kalter Schweiß –
album Blaufärbung der Glieder – Cyanose oder Blässe – Erbrechen – Diarrhoe – Ohnmacht.

Khella pektanginöse Beschwerden.
(Oxac. Tr.®)

Bach-Blüten Rescue
Aspen
Mimulus
Rock Rose
Willow

Akupressur *„Herz tonisieren", „Qi regulieren, tonisieren"*
Cave! Herz 3, 5, 7
keine P 6
Akupunktur KG 12, 15, 17
Ohrpunkt He.
evtl. Ohrpunkt Angst
Ni 1,
REN ZHONG
Ma. 36, bei Kollaps, Schock

Angina pectoris

Leitsymptome: Enge in der Brust, Angst, Blässe.

Klinik: anfallsweiser Schmerz in Herzgegend, retrosternal oder im Oberbauch, Würgegriff am Hals, Schmerzausstrahlung zur Schulter oder in den li. Arm, Angstgefühl, Dyspnoe u. gelegentlich Herzrhythmusstörungen.

DD: Costovertebralsyndrom, Pankreatitis, Lungenödem.
Cave: Myokardinfarkt!
Anamnese:Risikofaktoren (Streß, Hypertonie, Hyperlipidämie…)?
belastungsabhängiger Schmerz?
Kälteexposition?

Therapie: Nitro-Gabe (2 Hub) sublingual.
bei Hypertonie: Calciumantagonist (Bsp. Adalat).
Rhythmuskontrolle!
evtl. Sauerstoffgabe.
evtl. Klinikeinweisung.

Homöopathie
Arnica obige Herzsymptomatik v.a. nach Anstrengung – Zerschlagenheitsgefühl – Verschlimmerung durch Berührung und Bewegung – kann nicht auf harter Unterlage liegen.

Aconitum v.a.bei körperlich kräftigen Patienten mit plötzlichen Herzsymptomen – „wie aus heiterem Himmel" – Todesangst – trockene Hitze – oft Folge von kaltem Wind.

Arsenicum album aufgrund der Schmerzen Schwäche – Kältegefühl – Angst – Ruhelosigkeit – Verschlimmerung nach Mitternacht – pedantischer Patient.

Cactus Engegefühl – „eiserne Faust ums Herz" – typ. pectanginöse Schmerzen.

Crataegus Herzschwäche – Ausstrahlung zum Magen.

Latro- heftiger, krampfartiger Herzschmerz mit Ausstrah-
dectus lung in li Arm – „Schmerz raubt den Atem" – blaß-
mactans zyanotische Haut.

Veratrum Kollaps mit kaltem Schweiß – Blaufärbung der Glie-
album der – Zyanose oder Blässe – Erbrechen – Diarrhoe –
Ohnmacht.

Glonoinum pulsierend – Hypertension – Blutandrang zum Kopf –
Verschlimmerung durch Sonne, Feuer, Geräusche
und Bücken – Kopfschmerz.

Bach-Blüten Rescue
Aspen
Mimulus
Rock Rose
Willow

Akupunktur *„Herz tonisieren", „Qi regulieren; tonisieren",*
„Leberwind beruhigen"
Herz 3, 5, 7
P 6
KG 12, 15,17
Ohrpunkt He.
Ohrpunkt Angst
Ni 1
REN ZHONG
Ma 36 bei Kollaps, Schock
bei „Füllesymptomatik", evtl. mit Hypertonie: Le 2,
3 GB 20, 38

Herzrhythmusstörungen

Leitsymptome: subjektiv „Herzklopfen", Schwindel, Kurzatmigkeit, Pulsunregelmäßigkeiten

Klinik: Angstzustände, rasche Ermüdbarkeit, Schlaflosigkeit, Schweißausbruch, Thoraxschmerz, Dyspnoe, Synkope, Hypotonie.
versch. Formen: Tachykarde Rhythmusstörg. (regelmäßig, beschleunigt), Tachyarrhythmie (unregelmäßig, beschleunigt), Bradykarde Rhythmusstörung. (regelmäßig, verlangsamt), Bradyarrhythmie (unregelmäßig, verlangsamt),
Extrasystolie (vorzeitige Herzschläge), Kammerflimmern, -flattern.

Therapie: generell.: EKG-Registrierung, Blutdruckkontrolle.
bei ventrikulärer Tachykardie: 100 mg Lidocain langsame i.v.-Injektion über 5 min.
bei supraventrikulärer paroxysmaler Tachykardie:Verapamil 5-10 mg langsam i.v. (**cave** WPW-Syndrom), ggf. Digitalisierung, z.B. Digitoxin 0,5 mg i.v., gleiche Therapie bei neu aufgetretenem Vorhofflimmern.
bei Sinusbradykardie mit Synkopen: Ipratropiumbromid 3x1/2 bis 3 X1 Tbl.
bei Bradyarrhythmie mit Schwindel und Synkopen vor stat. Einweisung: 0,5 mg Atropin i.v.
Kammerflimmern,-flattern: Defibrillation, Reanimation.

generell: Klinikeinweisung mit Notarzt!

Homöopathie *Aconitum*	plötzlich auftretende Herzrhythmusstörungen – wie aus heiterem Himmel – evtl. mit Todesangst – evtl. Folge von kaltem Wind und Schockerlebnissen.
Veratrum album	Kollaps mit kaltem Schweiß – Blaufärbung der Glieder – Zyanose oder Blässe – Erbrechen – Diarrhoe – Ohnmacht.
Cactus	Engegefühl – „eiserne Faust ums Herz".
Arsenicum album	Schwäche – Kälte – Angst – Verschlimmerung nach Mitternacht – pedantischer, ehrgeiziger Patient.
Spigelia	stürmisches Herzklopfen – stechender Schmerz an Herzspitze – Ausstrahlung des Schmerzes in den linken Arm.
Lilium tigrinum	nervöse, tachykarde Herzrhythmusstörungen im Klimakterium – Stillsitzen nicht möglich – tagsüber schläfrig, nachts aktiv – **Besserung** durch kühle Luft.
Digitalis	bradykarde Herzrhythmusstörungen – Übelkeit – Erbrechen – Schwäche und Kraftlosigkeit – mangelnde Diurese.
Bach-Blüten	Rescue-Tropfen

Akupunktur *„Herz-Qi stärken", „Herz-Xue und Yin nähren"*
REN ZHONG
Ni 1
KG 17
Le 3
Lu 1, 7
Di 11
Ma 36

NOTFALLSITUATION
KREISLAUF

Schock

Leitsymptome: Blässe, kalter Schweiß.

Klinik: Schwäche, Hypotonie, Schockindex größer als 1.

DD: Volumenmangelschock, kardiogener-, septischer-, anaphylaktischer-.

Therapie: Volumensubstitution (nicht bei kardiogenem Schock) 500-1000 ml HAES.
Schocklagerung (Autoperfusion).
Puls- und RR-Überwachung.
bei kardiog.schock: Oberkörperhochlagerung, 4-6 l Sauerstoff, ggf. Intubation, venösen Zugang legen.
bei anaphylakt. Schock: Adrenalin Bsp. Suprarenin 0,1 ml verdünnt auf 10 ml NaCl, Solu-Decortin H 250 mg i. v., Antihistaminika (Bsp. Tavegil 1 Amp).

Homöopathie
Camphora bei Kollaps – Zyanose – (Todes-)Kälte – als Analepticum.

Veratrum album Kollaps mit kaltem Schweiß – Zyanose oder Blässe – Erbrechen – Diarrhoe – Ohnmacht – rascher Kräfteverfall.

Carbo vegetabilis schwache Lebenskraft – Zyanose – innere Kälte – Blässe – verlangt Frischluft – Auszehrung.

Arsenicum album Kälte – Schwäche – Angst – Ruhelosigkeit – Verschlimmerung nach Mitternacht – pedantischer Mensch.

Apis bei Anaphylaxie
Odeme – Berührungsempfindlichkeit – nervöse Unruhe – stechender Schmerz – durstlos – Verlangen nach Kälte.

Pyro- bei Sepsis
genium Schüttelfrost – Ruhelosigkeit – Frieren bei ansteigendem Fieber.

Lachesis bläulich-livide Hautverfärbung – Linksseitenmittel – erregt – Logorrhoe – Verschlimmerung nach Schlaf.

Bach-Blüten Rescue
Clematis
Aspen
Wild Rose

Akupunktur *„Qi tonisieren; stabilisieren", „Yin tonisieren"*
Ni 1, 3
P 6
BAI HUI
REN ZHONG
KG 6, 17
Di 4
Ma 36

Injektionszwischenfall (anaphylaktische Reaktion)

In der Praxis relativ häufig! Oft nach 5-10 Minuten, häufig noch während der Injektion.

Allgemein-symptome: Schwindel, Kopfschmerz, Tremor, Flush, Juckreiz, Ödem.

Gastro-intestinale Symptome: Übelkeit, Erbrechen, Durchfall, Hypotonie mit Tachykardie.

zusätzlich: Bronchokonstriktion u. Schockentwicklung.
Herz- und Kreislaufstillstand.

Therapie: Injektion sofort beenden, evtl. liegende Kanüle zunächst belassen.
Ansonsten venösen Zugang legen.
Glucocorticoide: Solu-Decortin H 250 mg i. v.
Calcium 10 % 10 ml langsam i. v. oder Antihistaminikum 1 Amp Fenistil i. v.
Volumensubstitution.
Suprarenin(1:1000) 0,1 ml verdünnt mit 10 ml Kochsalzlösung i. v.
bei Bronchospasmus: Aminophyllin 0,24 g i. v.
Cave: Therapie bei manifestem Schock: s. dort; falls nötig, Reanimation beginnen.

Klinikein-weisung mit Notarzt! weitere Therapie: s. unter „Schock".

Periphere Embolie

Leitsymptome: „6 P": pain (Schmerz), paraesthesia (Kältegefühl), paresis (Lähmung), pulslessnes (Pulslosigkeit), palor (Blässe), prostration (Schock).

Klinik: subjektiv akuter, scharfer, heftiger Schmerz, kühle Extremität: zuerst blaß, später marmorisiert, fehlende Pulse.

Anamnese: Herzrhythmusstörungen in Vorgeschichte? Vitien? Endocarditis? KHK? vorangegangene Embolien?

Therapie: Lagerung: Tieflagerung der betroffenen Extremität bei erhöhtem Oberkörper locker und warm einhüllen, polstern.

Schmerztherapie: Dolantin 50-100 mg i. v., Tramaltropfen.

Antikoagulation: 5000-10000 Einheiten Heparin i. v.
Einweisung in chirurgische Klinik zur Embolektomie, oder in Innere Abteilung zur Marcumarisierung.

Homöopathie Zyanose – schwache Lebenskraft – innere Kälte –
Carbo blass-grünliche Gesichtsfarbe – Verlangen nach
vegetabilis Frischluft – Auszehrung.

Arsenicum Kälte – Schwäche – Angst – Verschlimmerung nach
album Mitternacht – pedantischer, ehrgeiziger Patient.

Camphora Kollaps – Schwäche – Todeskälte – -Analeptikum

Phytopharmakon Gingko bilboa

Neuraltherapie mit Procain

Akupressur Ni 1, 3
Cave! MP 6, evtl. Gegenseite
keine Ma 44
Akupunktur Lu 9
lokale Extremitätenpunkte

Tiefe Beinvenenthrombose

Schwellung, sowie starker ziehender Schmerz in der betroffenen Extremität.

Klinik: Schwere- und Müdigkeitsgefühl, elastische bis pralle Schwellung, Stauchungsschmerz, Druckgefühl über bestimmten Venenarealen, Ödem, Druckdolenz der Payer'schen Druckpunkte.

DD: Lymphödem, Thrombophlebitis, Insektenstich, Erysipel, periphere Embolie.

Therapie: Ruhigstellung, stationäre Einweisung zur Fibrinolyse oder Antikoagulantientherapie, Umschläge mit Rivanol, Retterspitz, Essig oder Quark, Heparinsalbe, Enzymtherapie mit Bromelain®.

Homöopathie
Lachesis bei bläulichen Affektionen – erregt – Logorrhoe – Enge und Druck verschlimmern – linke Seite betroffen – Verschlimmerung nach Schlaf und durch Berührung.

Vipera berus Cyanose – Períodizität – Lähmung u. Kollaps – prall zum Bersten – Phlebitis – Thrombose – Verschlimmerung durch Herabhängen der betroffenen Extremität.

Aesculus Varicosis – Venenfülle mit Klopfschmerz – brennend – Hämorrhoidalleiden.

Hamamelis venöse Stase mit dunklen Blutungen – Varikosis – Hämorrhoiden – Thrombophlebitis.

Apis Ödeme – nervöse Unruhe – Berührungsempfindlichkeit – Verlangen nach lokaler Kälte – stechender Schmerz – durstlos.

Akupressur	*„Beseitigung der Blutstagnation",*
Cave!	*„Blut beleben"*
keine	Lu 9
Akupunktur	Bl 17
	MP 6
	lokale Punkte

Apoplex

Leitsymptome: plötzlich auftretende Hemiplegie mit und ohne Bewußtseinsverlust.

Klinik: Ataxie, Sensibilitätsstörungen.

Ursachen: Thromboembolien, embolisch durch Herzrhythmusstörungen oder Herzklappenfehler, arterielle Hypertonie, cerebrale Massenblutung.

Therapie: bei Hypertonie: Blutdruck langsam senken (zerebrale Minderperfusion) mit Nifedipin o.ä., Hämodilution, Sicherung der Atmung bei Bewußtlosigkeit.

generell: rasche Klinikeinweisung in notärztlicher Begleitung.

Homöopathie
Arnica Zerschlagenheitsgefühl – Verschlimmerung durch Berührung und Bewegung – kann nicht auf harter Unterlage liegen – oft nach körperlicher Anstrengung bzw. Überlastung.

Aconitum plötzlich auftretende Lähmung – wie aus heiterem Himmel – Todesangst – Folge von kaltem Wind oder Schockerlebnissen.

Gelsemium Zittern – Schwindel – Schwäche – Folge von Angst und Erregung – Sehstörung – Besserung nach Urinflut

Opium Folgen von Schock und Schreck – Atonie – Paresen – Bewußtlosigkeit.

Helleborus niger Stupor – Kollaps mit Kälte – Hypästhesie – Mangel der Wahrnehmungsfähigkeit – Verschlimmerung nachts – bleich – ödematös.

Bach-Blüten Rescue
Clematis
Scleranthus
Wild Rose

Akupunktur *„Bewußtsein wiederbeleben", „Geist klären", „Qi herabführen", „Leber-Wind besänftigen"*
Di 4, 11,
Le 2, 3
MP 6
Ni 1
GB 20, 34, 39
LG 14, 16
BAI HUI
REN ZHONG
P 6, 8

Schwindel

Stand- und Gangunsicherheit.

Klinik: Schwankschwindel (ZNS), Drehschwindel (vestibulär), visueller Schwindel (Unsicherheit), Übelkeit, Fallneigung, Schwarzwerden vor Augen, verschwommenes Sehen.

Diagnose: Romberg-Versuch, Prüfung Gang/Stand, Unterberger Tretversuch, Nystagmusprüfung (Frenzel-Brille).

Therapie: Weglassen schwindelauslösender Medikamente (Bsp.: Psychopharmaka, Procain, Kalziumantagonisten, Streptomycin, Furosemid u. a.).
Behandlung schwindelauslösender Krankheiten (Bsp.: Hypertonie, Herzrhythmusstörungen, Vertebralinsuffizienz, Gefäßstenosen, Hypoglykämie u. a.).
bei Morbus Menière: Antivertiginosa/Antiemetika Bsp. Vertigo-Vomex, Aequamen.

Homöopathie
Cocculus Schwindel beim Kopfheben mit Erbrechen – Verschlimmerung durch Fahren – Schwäche – Widerwillen gegen Saures.

Conium v.a. bei alten Leuten; Schwindel bei Lagewechsel – Verschlimmerung durch Ruhe, Kälte u. nachts.

Argentum nitricum Schwindel mit allgemeiner Schwäche – Gedächtnisschwäche – Höhenangst.

Viscum album cerebrale Kongestionen mit Schwindel – spastischer Kopfschmerz – Verschlimmerung nachts – Besserung durch Schweißausbruch.

Veratrum album	Schwindel mit kaltem Schweiß – Blaufärbung der Glieder – Zyanose oder Blässe – Erbrechen – Diarrhoe – Ohnmacht
Phytopharmakon	Gingko bilboa
Akupunktur	*„Bewußtsein klären", „Gehirn klären", „Blut nähren", „Wind beruhigen"* BAI HUI Ohrpunkt Schwindel GB 20, GB 34 Ma 36 Di 4 MP 6, MP 10 KG 6, KG 12, KG 17

Migräneanfall

Leitsymptome: anfallartiger, meist einseitiger Kopfschmerz mit vegetativen- und evtl. neurologischen Begleitsymptomen

Klinik: Beginn des Anfalls mit einem halbseitigen Kopfschmerz, pulsierend, heftig, meist im Stirn- u. Schläfenbereich, Verschlimmerung durch Licht und Geräusche, meist mit Übelkeit und Erbrechen, mit und ohne Aura (Sensibilitätsstörung vor Beginn des Anfalls).

Diagnose / Anamnese: genetische Disposition? Cyclusabhängigkeit?

Auslösung durch Nahrungs- u. Genußmittel? Ausschluß organischer Ursache: Sinusitis, Meningitis, Tumor, Glaukom, Riesenzellarteriitis.

HWS-Syndrom

Therapie: Ruhe und Aufenthalt im abgedunkelten Zimmer, Meiden der auslösenden Reize, Antiemetika (Bsp. 10 mg Metoclopramid) i. v., Analgetika (Bsp. Acetylsalizylsäure 0,5-1 g) i. v., bei sehr starken Schmerzen Dihydroergotamin 1 mg s.c..

Homöopathie
Aconitum plötzlich – wie aus heiterem Himmel – Folge von kaltem Wind und Schockerlebnissen – Todesangst – trockene Hitze.

Belladonna plötzlich, heftiger Beginn – klopfend, pulsierender Schmerz – weite Pupillen – Rötung – kalte Extremitäten – periodisch auftretend.

Spigelia stechender, reißender Schmerz – vorwiegend linke Seite – Erregung, Angst – Herzklopfen – Schmerzen steigen und fallen mit der Sonne.

Gelsemium Schwindel – Zittern – Schwäche – Folge von Angst und Erregung – Sehstörung – Urinflut – Schmerzen vom Nacken zu einem Auge hin.

Iris versicolor rechtsseitig, periodisch auftretende Kopfschmerzen – immer an Ruhetagen – saures Erbrechen – Durchfälle – Sehstörungen.

Sanguinaria Kopfschmerzen im Nacken beginnend und über rechtem Auge endend – brennende trockene Haut – Übelkeit – Erbrechen.

Cyclamen Doppeltsehen – Schwäche – Regelanomalie – Besserung durch Wärme – Erbrechen.

Bach-Blüten Rescue

Akupunktur *„Leber-Yin nähren",*
„Leber-Yang beruhigen und senken"
Di 4
Ma 44
GB 20, GB 38, GB 39
Le 2, Le 3
Ni 3
P 6
KG 12

57

Zentraler Krampfanfall

Leitsymptome: Konvulsionen, epileptischer Anfall, Bewußtseinsverlust.

DD: Fieberkrampf, Tic, hysteroide Symptome/ Reaktionen, Vergiftungen.

Therapie: Lagerung, den Kranken vor Eigenverletzung schützen!
Freimachen der Atemwege, vor Zungenbiß schützen (Mundkeil).

med. Therapie: Diazepam i. v.: bei Erwachsenen 10-20 mg.
Diazepam-Suppositorien: bei Schulkindern 10 mg.
bei Kleinkindern 2-5 mg.
Diphenylhydantoin : bei Erwachsenen 500 mg i. v.
bei Schulkindern 250 mg.
bei Status epilepticus: Phenobarbital 100 mg i. v. bei Erwachsenen.
50 mg bei Kindern.
(Fremd-)Anamnese:
entsprechende Vorereignisse ? Medikamente ? Genußmittelabusus ?

Homöopathie
Cuprum Krämpfe – Hysterie – kalt Trinken **besser**t – Verschlimmerung durch Berührung – Krampfhusten bis zum Ersticken.

Hyoscyamus starke Erregung des ZNS – Delirien – Halluzinationen – krampfartiger Husten – Verschlimmerung nach Hinlegen – Spasmen – Konvulsionen.

Stramonium Delirium – Panik und Furcht im Dunkeln – verzerrte Wahrnehmung – Krämpfe – Augen aufgerissen – glitzernde Gegenstände verschlimmern – Licht **bessert**.

Aconitum (Todes-)angst – plötzlich auftretende Krämpfe – „wie aus heiterem Himmel" – Folge von kaltem Wind und von Schockerlebnissen.

Cicuta virosa „Epilepsie-Mittel" – Opisthotonus – Trismus – verrenkt den Körper – Schiefhals – ängstlich – mißtrauisch.

Agaricus muscarius Zuckungen („Veitstanz") – Zittern – Erregung (wie von Eisnadeln gestochen).

Tarantula übererregt – große motorische Unruhe – „Veitstanz" – chorea -artige Zustände.

Helleborus niger Konvulsionen – nervöse Erregung, später Stupor – Gedächtnisschwäche – allg. Schwäche und Kälte – Speichelfluß.

Kalium bromatum motorische Unruhe mit Krämpfen – Unsicherheit beim Gehen – Speichelfluß – viel Durst – Besserung durch Bewegung.

Bach-Blüten Rescue-Tropfen
Agrimony
Holly

Akupunktur *„Bewußtsein klären", „den Geist beruhigen"*
Le 3
Ni 1, Ni 6
REN ZHONG
GB 20
Di 4
BAI HUI

Fieber

Leitsymptome: Erhöhung der Körpertemperatur: oral >37,5 und rektal >38,0 °C

Klinik: Schwitzen, Schwäche, kaltschweißig, roter Kopf, periodisch auftretend.

DD: Infektionen, Neoplasien, Autoimmunerkrankungen, ZNS-Erkrankungen...

Therapie: symptomatische Behandlung z. B. mit Antipyretika je nach Krankheitsursache entsprechende med. Therapie

allgemein: ausreichende Flüssigkeitszufuhr, körperliche Schonung

Homöopathie

Apis ödematöse Schwellung der Haut – Berührungsempfindlichkeit – nervöse Unruhe – stechender Schmerz – durstlos – Verlangen nach Kälte.

Aconitum plötzlich auftretend – trockene, heiße Haut – Patient dabei ängstlich – Durst auf kaltes Wasser – schlimmer nachts – oft nach Einwirkung von kalten Winden – Ruhelosigkeit.

Belladonna Fieber mit heißem Kopf – Blutandrang zum Kopf – Röte des Gesichts und der Augen – heftige Symptomatik – klopfende Kopfschmerzen – optische Halluzinationen – delirante Zustände – wilder, starrer Blick.

China intermittierendes Fieber – periodisch – reichliche Schweißbildung – Patient berührungsempfindlich – oft nach Säfteverlust.

Ferrum phosphoricum initiale Fieberzustände – Fieber bei Kindern – Blässe des Gesichts – mit Wangenröte – oft mit Infekten einhergehend.

Gelsemium Fieber mit Schwäche, Zittern, Kopfschmerzen – Schwindel – Fieberfrost ohne Durst – im Zusammenhang mit „Sommergrippe" – wellenförmiges Frösteln im Bereich der Wirbelsäule.

Lachesis typhöses Fieber – Stupor – Zittern – schlimme Folgen von Infektionen – kaltschweißig – Enge und Druck verschlimmern erheblich – Logorrhoe – **schlimmer** nach Schlaf.

Pyrogenium septische Fieberzustände – Puerperalfieber.

Phosphorus Fieber mit Blutungsneigung – Überempfindlichkeit aller Sinne – nervöse Schwäche – Verlangen nach eiskalten Getränken.

Bryonia Fieberzustände mit extremer Verschlimmerung des Zustandes durch Erschütterung, Berührung, Bewegung – großer Durst – Patient reizbar, möchte in Ruhe gelassen werden – nach Erkältung oder Erhitzung.

Eupatorium perfoliatum wechselnde Fieber- und Kälteschauer – unstillbarer Durst vor und während des Fieberschauers – Schüttelfrost – Verlangen nach warmen Getränken – Knochenschmerzen – Zerschlagenheitsgefühl: „wie zerbrochen".

Akupunktur *„Hitze klären"*
Lu 10, Lu 11
He 7
Pe 9
GB 20, GB 34
Di 4, Di 11
Ma 44
MP 10
Bl 13, Bl 18
Le 3
Ni 1

Fieber

Blutungen

Leitsymptome: Blutdruckabfall mit Pulsanstieg: **cave** Schock

Klinik: Blässe, Schwäche, kalter Schweiß.
siehe unter Schock!

DD: Gefäß-, uterine Blutungen, gastrointestinale-, urogenitale-, zerebrale-, Nasen-Rachen-, Augenblutungen.

Therapie: s. unter Schock.
Volumenersatz.
ggf. chirurgische Intervention.

generell: bei lebensbedrohlicher Blutung Klinikeinweisung mit Notarzt!

Homöopathie
Phosphor häufige und reichliche Blutungen – Hämoptoe – Epistaxis – hellrote Blutungen – allgemeine Blutungsneigung – hämorrhagische Diathese.

Hamamelis Blutung dunkel, klumpig – Nasenbluten – lang anhaltend – traumatisch bedingt – Darm- und Hämorrhoidalblutungen – variköse Blutungen.

Millefolium hellrote Blutungen – aus Lunge, Mund, Nase, Blase, Rektum – oft nach Überanstrengung – nach Sturz-, Gefäßverletzungen.

Arnica Blutungen im Zusammenhang mit Verletzungen – Zerschlagenheitsgefühl – Unterlage wird als zu hart empfunden – Hämatome – Blutungen im Zusammenhang mit Quetschungen, Frakturen – Wundschmerz – operative Blutungen.

Bovista Blutungen nach Zahnextraktion – Epistaxis – Blutungen aus Wunden.

Crotalus horridus hämorrhagische Diathese – blutiger Schweiß – Blut aus allen möglichen Körperöffnungen – Patient geschwächt – während Infektionskrankheiten – nach vorausgegangener Abwehrschwäche – mit Tendenz zu Karbunkeln und Furunkeln.

Crocus sativus Epistaxis mit schwarzer, dunkler Blutung – fadenziehend – kaltschweißig – extremer Wechsel der Gefühle – Blutung zähflüssig, klumpig.

Ipecacuanha hellrote Blutung aus allen möglichen Körperöffnungen – mit großer Übelkeit und Schwäche einhergehend – mit Erbrechen.

Bach-Blüten Rescue-Tropfen

Akupunktur *„Blut in den Gefäßen halten", „Blut tonisieren", „Schwäche nähren"*
MP1
Le 1
Bl 17
He 6
Pe 6
MP 6
Ma 36
KG 2, KG 6

Blutungen

NOTFALLSITUATION
ATEMWEGE

Pseudokrupp-Anfall

Leitsymptome: Dyspnoe, Tachypnoe, inspiratorischer Stridor.

Klinik: Heiserkeit, bellender, trockener Husten, Thoraxeinziehung im Inspirium, Säuglinge und Kleinkinder im Alter von 2-3 J., nach vorangegangener Erkältung, häufig nachts (23 bis 2 Uhr), oft mit Angst und Unruhe einhergehend.

DD: Asthma bronchiale, Rhinitis, Epiglottitis, Aspiration, Pneumonie; (Therapie s. dort).

Therapie: Beruhigung(Diazepam-Supp).
Befeuchtung der Luft, evtl. heißen Wasserhahn aufdrehen.
Kühle Luft am offenen Fenster.
bei schweren Verläufen: Sauerstoffgabe.
Klinikeinweisung mit ärztlicher Begleitung.

Homöopathie
Aconitum plötzlich, wie aus heiterem Himmel – Todesangst – trockene Hitze – Folge von kaltem Wind und Schokkerlebnissen.

Spongia trockener Husten – Erstickungsgefühl – nachts vor Mitternacht – schreit im Schlaf.

Arsenicum album Kälte – Schwäche – Angst – Ruhelosigkeit – Verschlimmerung nach Mitternacht – pedantischer Mensch.

Carbo vegetabilis schwache Lebenskraft – Zyanose – innere Kälte – blaß – verlangt Frischluft – Auszehrung.

DD: Glottisödem; Asthma bronchiale

Apis nervöse Unruhe – berührungsempfindlich – stechender Schmerz – durstlos.

Tartarus Schleimrasseln über der Lunge – Dyspnoe – Asthma
emeticus mit Schwäche.

Bach-Blüten Rescue
Mimulus

Akupunktur *„Wind und Hitze vertreiben", „Lungen-Qi stärken"*
KG 17
Lu 1, Lu 7, Lu 9,
Ni 1, Ni 3,
BAI HUI
REN ZHONG
Ohrpunkt Lunge
KG 6

Lungenembolie

Leitsymptome: Dyspnoe, Tachypnoe, Kalter Schweiß, Zyanose.

Klinik: thorakaler Vernichtungsschmerz, Unruhe, Angst, Halsvenenstauung, Hämoptoe, Rasselgeräusche und Giemen über Lunge, Entwicklung eines Cor pulmonale mit Rechtsherzdekompensation, kardiogener Schock.

Anamnese: Beinvenenthrombose? längere Imobilisation vorausgegangen?
vorangegangenes Trauma? anamnestisch Embolien?
Risikofaktoren: Hypertonie, Vorhofflimmern, Nikotin, Diabetes mellitus.
EKG: in 70 % S I - Q III - oder S I - S II- S III- Typ, P-pulmonale, inkompl. RSB.

Therapie: Oberkörperhochlagerung.
Sauerstoff 4-6 l /min.
i. v.-Zugang: Heparin 5000 - 10 000 i.E. i. v.
ggf. Morphin 0,05-0,1 mg/kg KG.

generell: Krankenhauseinweisung mit Notarzt.

Homöopathie
Aconitum plötzlicher Schmerz – wie aus heiterem Himmel – mit Todesangst – Folge von Schockerlebnissen.

Arsenicum album thorakaler Schmerz mit Kälte – Schwäche – Angst – Verschlimmerung nach Mitternacht – pedantischer, ehrgeiziger Patient.

Carbo vegetabilis schwache Lebenskraft – Zyanose – innere Kälte – blass-gräuliche Gesichtsfarbe – verlangt Frischluft – Auszehrung.

68

Belladonna plötzlicher, heftiger Beginn – klopfender, pulsierender Schmerz – evtl. periodisch bzw. in Wellen – Rötung des Kopfes – weite Pupillen – kalte Extremitäten – wild – tobend – Schweiß.

Glonoinum pulsierender Schmerz – Hypertension – Blutandrang zum Kopf – Schlimmer durch Sonne, Feuer, Geräusche, Bücken – Kopfschmerz.

Tartarus emeticus Schleimrasseln der Lunge – Dyspnoe – Schwäche.

Bach-Blüten Rescue

Akupressur ***„Wind und Hitze vertreiben", „Lungen-Qi stärken", „Leber-Wind beruhigen", „Qi- u. Blut-Fluß fördern"***

Cave! keine Akupunktur

REN ZHONG
Ni 1
KG 17
Le 3
Lu 1, Lu 7
Di 11
Ma 36

Lungenödem

Leitsymptome: akute, hochgradige Atemnot mit Tachypnoe.

DD: toxisches Lungenödem, seltener Folge einer renalen Insuffizienz.

Klinik: Schnelle oberflächliche Atmung, Husten mit schaumigem Auswurf, hochgradiges Schwächegefühl. Auskultation des Herzens: Galopprhythmus u. tachykarde Rhythmusstörungen. Auskultation der Lunge: mittel- bis grobblasige Rasselgeräusche (auf Distanz zu hören), ausgeprägter Husten, schweißig, zyanotisch.

Therapie: Lagerung: sitzend, Beine herabhängen lassen!

Sedierung: Diazepam 5-10 mg i. v.
Sauerstoff 4-6 l/min.
Nitrolingual Kps oder sl. (Blutdruckmessung erforderlich).
Lasix 20-40 mg i. v. (bei kardialem Lungenödem).

generell: Rasche Klinikeinweisung mit Notarzt!
bei tox.Lungenödem Corticoide Bsp. 250 mg Prednisolon i. v.

Homöopathie
Aconitum plötzlich – wie aus heiterem Himmel – Todesangst – Folge von kaltem Wind – von Schockerlebnissen.

Arsenicum album Kälte – Schwäche – Angst – Verschlimmerung nach Mitternacht – pedantischer Patient – Ehrgeiz.

Carbo vegetabilis schwache Lebenskraft – Zyanose – innere Kälte – blass-gräuliche Gesichtsfarbe – verlangt Frischluft – Auszehrung.

Belladonna plötzlich heftiger Beginn – klopfend, pulsierender Schmerz – Rötung – weite Pupillen – kalte Extremitäten – wild – tobend – periodisch – Schweiß.

Glonoinum pulsierend – Hypertension – Blutandrang zum Kopf – Verschlimmerung durch Sonne, Feuer, Geräusche, Bücken – Kopfschmerz.

Tartarus emeticus Schleimrasseln über der Lunge – Dyspnoe – Asthma mit Schwäche.

Bach-Blüten Rescue

Akupunktur *„Herz-Qi stärken"*
REN ZHONG
Ni 1
KG 17, KG 22
Le 3
Lu 1, Lu 7
Di 11
Ma 36

Asthma bronchiale

Leitsymptome: schwere Atemnot, Enge in der Brust, Angstgefühl.

Klinik: Spastik, auskultatorisches Giemen und Brummen, erschwerte Exspiration, evtl. Tachykardie, Tachypnoe mit Verlängerung des Exspiriums.

Therapie: Beruhigung, Anleitung zu effektiverem, entspannterem Atmen, Lippenbremse mit Ton.

medikamentös: Corticosteroide per Inhalation: Bsp. Sanasthmyl. systemisch Prednisolon: Bsp. Solu-Decortin H 50-250 mg i.v.
ß2-Mimetika : Bsp. Berotec-Spray 2 Hübe.
Theophylline: Bsp. Euphyllin 0,24-0,48 g langsam i.v.
Sultanol/ Intal-Inhalationen.
ggf. Bricanyl s.c.

Homöopathie
Aconitum plötzliche Atemnot – „wie aus heiterm Himmel" – Todesangst – Folge von kaltem Wind und Schockerlebnissen.

Arsenicum album Kälte – Schwäche – Angst – Verschlimmerung nach Mitternacht – pedantischer, ehrgeiziger Patient.

Arsenicum jodatum Schwäche – Nachtschweiße – Abmagerung bis zur Kachexie.

Spongia trockener Husten – Erstickungsgefühl – Verschl. nachts (vor Mitternacht) – Herzklopfen – Schreien im Schlaf – Pseudokrupp – Asthma.

Tartarus emeticus Schleimrasseln über der Lunge – Dyspnoe – Asthma mit Schwäche.

Natrium sulfuricum Asthma bei Kindern – Verschlimmerung bei Feuchtigkeit u. Nebel – Spannungsgefühl in Lebergegend.

Sambucus nigra Asthma – Besserung durch Aufsitzen – Dyspnoe und Cyanose.

Ipecacuanha trockener krampfartiger Husten – Asthma mit Schleimrasseln – Übelkeit – Erbrechen.

Coccus cacti Räusperhusten – zäher Schleim – spastische Schmerzen u. Kitzeln im Larynx.

Naphtalinum trockener und krampfartiger Husten – Emphysemhusten.

Grindelia bei feuchtem Asthma – reichlicher Auswurf – Erstikkungsgefühl – Verschlimmerung im Liegen.

Lobelia inflata Dyspnoe in frühen Morgenstunden – trockener Reizhusten – Übelkeit mit kaltem Schweiß.

Akupunktur *„Schleim transformieren", „Lungen-Qi tonisieren", „Nieren-Qi stärken"*
KG 17, KG 22, KG 12
Lu 1, Lu 7, Lu 9
Ni 3
MP 4
Di 11
Bl 13

Pneumothorax

Leitsymptome: plötzlich einsetzende Atemnot; starke, stechende Schmerzen in der betroffenen Thoraxseite.

versch. Arten: traumatischer Pneumothorax (Thoraxverletzung mit Rippenfraktur oder Bronchusruptur).
Spontanpneumothorax (Emphysem, Tumor, Bronchiektasien).
Pneumothorax durch ärztliche Eingriffe.
Cave: Spannungspneumothorax (Anstieg des Drukkes im Pleuraraum, wenn nach Eintreten des Pneus sich die Öffnung im Bereich der visceralen Pleura nicht verschließt und dadurch ventilartig bei Inspiration weiterhin Luft in den Pleuraraum einströmt und bei Exspiration nicht wieder entweichen kann (Verdrängung des Mediastinums, Schock, Asphyxie).

Klinik: oft quälender trockener Husten,
Inspektion:
verstrichene Interkostalräume und eingeschränkte Atemexkursionen der betroffenen Seite.
Perkussion:
hypersonor, Stimmfremitus abgeschwächt.
Auskultation:
stark abgeschwächte oder aufgehobene Atemgeräusche.

DD: Myokardinfarkt, Lungenembolie, akutes Abdomen, Sepsis.

Diagnose: immer: Röntgenbild.

Therapie: Sauerstoffgabe: 4-6 l/min.

Sedierung: Valium 5-10 mg i. v.
Hustendämpfende Mittel: Bsp. Codeinphosphat.
Bülau-Drainage legen.
bei V.a.Spannungspneumothorax: Entlastungs-
punktion mit großkalibriger Kanüle im 3.-4. In-
terkostalraum in der Medioklavicularlinie (mit
eingeschnittenem Fingerling versehen).

generell: sofortige Klinikeinweisung mit Notarzt!

Homöopathie
Carbo vegetabilis Schwache Lebenskraft – Zyanose – innere Kälte –
blass-gräuliche Gesichtsfarbe – verlangt Frischluft.

Tartarus emeticus Schleimrasseln der Lunge – Dyspnoe – Asthma mit
Schwäche.

Aconitum plötzlich auftretende Atemnot – „wie aus heiterem
Himmel" – Todesangst – Folge von kaltem Wind und
Schockerlebnissen.

Arsenicum album Schwäche – Kälte – Angst – Ruhelosigkeit – Verschlimmerung nach Mitternacht – pedantischer Patient.

Bach-Blüten Rescue

Cave!
keine
Akupunktur

NOTFALLSITUATION
ABDOMEN

Ileus / Subileus

Erbrechen, Obstipation, Krämpfe.

Klinik: vorwiegend periumbilikale Schmerzen, allmählich sich auf das gesamte Abdomen ausweitend, in Intervallen auftretend, Abdomen hart mit Abwehrspannung.
bei Dünndarmileus:
Tachykardie, verfallenes Aussehen, **Cave**: Exsikkose! Peritonitis, Fieber, Oligurie, starke Schmerzen.
bei Dickdarmileus:
insgesamt „milder" Meteorismus, Stuhl- und Windverhalten, Stenose-Peristaltik (zunächst vermehrt, dann vermindert).
Röntgen: Spiegelbildung

Therapie: Nahrungskarenz, Magensonde, Flüssigkeitszufuhr (Ringerlactat), evtl. Sedierung und Schmerztherapie.

generell: Klinikeinweisung!

Homöopathie kolikartige Schmerzen – Wärme, Zusammenkrüm-
Colocynthis men u. Druck bessern – Neuralgie – Magen-Darm-Spasmen – Verschlimmerung nach Mahlzeiten.

Cuprum Krämpfe – Hysterie – Kalttrinken bessert – Verschlimmerung durch Berührung.

Belladonna plötzlich, heftiger Beginn – klopfend, pulsierender Schmerz – Rötung – weite Pupillen – kalte Extremitäten – wild – tobend – periodisch – Schweißneigung.

Chamomilla reizbar – will getragen werden – „viel-willig" – zornig – Magen-Darmkrämpfe – sehr schmerzempfindlich – ärgerlich-aufbrausend.

Ipecacuanha Übelkeit mit viel Speichelfluß – Erbrechen, das nicht erleichtert – Nabelkoliken – kein Durst – Wärme verschlimmert – zunehmende Schwäche.

Bryonia Bewegung, Berührung, Erschütterung verschlimmern – Ruhe und Druck bessern – Entzündung mit stechenden Schmerzen – trockene Schleimhäute – Durst auf kaltes Wasser.

Magnesium phosph. schneidend, krampfartig einschießender Schmerz – zwingt zum Zusammenkrümmen – Kälte verschlimmert – Spasmen – Neuralgie – Druck, Zusammenkrümmen u. Wärme bessert.

Nux vomica cholerisch – reizbar – Verlangen nach Genußmitteln, welche verschlimmern – Verschlimmerung morgens, durch Kälte, Streß – Magenkrämpfe – empfindlich auf Geräusche, Licht, Gerüche – Hyperästhesie – Verbesserung durch Ruhe und Wärme.

Arsenicum album Kälte – Schwäche – Angst – -Verschlimmerung nach Mitternacht – pedantisch – ehrgeiziger Patient.

Carbo vegetabilis schwache Lebenskraft – Zyanose – innere Kälte – blass-gräuliche Gesichtsfarbe – verlangt Frischluft – Auszehrung – Kachexie.

Camphora „Analeptikum" – Kollaps mit kaltem Schweiss – (Todes-)Kälte.

Akupunktur *„Qi des Dickdarms und der Milz stärken",*
„Darm-Motilität fördern"
Ma 36, Ma 44, Ma 25, Ma 37
Le 3
Di 4
KG 12, KG 6
Bl 20, Bl 25
MP 6

Appendizitis

typischer Loslaßschmerz am Mc. Burney Punkt.

Klinik: Abwehrspannung, Druckschmerz, Übelkeit, Fieber
(Temperaturdifferenz Kern/Peripherie), Psoas-
Schmerz, Leukozytose.
bei Kindern: Schmerzwanderung von periumbilikal
in Richtung rechter Unterbauch, evtl. diffuse
Schmerzen im Abdomen.
Cave: ältere Patienten (Schmerzempfindung ver-
mindert) und Schwangere, Adipöse.
Cave: Perforationsgefahr mit Peritonitis und
Schock!

DD: akutes Abdomen !(s. dort)

generell: Klinikeinweisung!
Cave: keine Gabe von Schmerzmitteln wegen er-
schwerter Diagnosenstellung;
keine antibiotische Therapie ohne Abklärung!

Homöopathie plötzlich heftiger Beginn – klopfend, pulsierender
Belladonna Schmerz – Rötung – weite Pupillen – kalte Extremitäten – wild – tobend.

Bryonia Bewegung, Berührung, Erschütterung verschlimmern – Ruhe und Druck bessern – Entzündung mit
stechenden Schmerzen – trockene Schleimhäute –
Durst auf kaltes Wasser.

Colocynthis kolikartige Schmerzen – Wärme, Zusammenkrümmen u. Druck bessern – Neuralgie – Magen-Darmspasmen – Verschlimmerung nach Mahlzeiten.

Akupunktur *„Milz-Qi stärken", „Qi regulieren",*
„rebellisches Qi absenken", „Hitze vertreiben"
Ma 36, Ma 44
KG 5, KG 6, KG 12
Di 4, Di 11
MP 4, MP 6, MP 9

Nierenkolik

Leitsymptome: akuter Flankenschmerz.

Klinik: massiver, meist kolikartiger Schmerz mit punctum maximum in Nierengegend, Ausstrahlung in Flanke, Leiste, Unterbauch, evtl. vegetative Begleitsymptomatik (Übelkeit, Erbrechen).

DD: Appendizitis, Gallenkolik, gynäkologisch: Ovarialzyste, Extrauteringravidität; Herzinfarkt. Bei Kindern: Invagination, Blähungskoliken.
Cave: Hyperventilation, Exsikkose!

Therapie: Beruhigung.
Spasmolyse (Bsp. Amp. Buscopan).
Schmerztherapie (Bsp. Novalgin).
evtl. stationäre Einweisung zur Abklärung.
Anamnese: Steinleiden?

Homöopathie
Colocynthis kolikartige Schmerzen – Wärme, Zusammenkrümmen und Druck bessern – Neuralgie – Magen-Darmspasmen – Verschlimmerung nach Mahlzeiten.

Belladonna plötzlicher, heftiger Beginn – klopfend pulsierender Schmerz – Rötung – weite Pupillen – kalte Extremitäten – wild – tobend – periodisch – Schweißneigung.

Chamomilla reizbar – „viel-willig" – zornig – Magen-Darmkrämpfe – sehr schmerzempfindlich – ärgerlich.

Magnesium phosph. schneidend krampfartig einschießender Schmerz – zwingt zum Zusammenkrümmen – Kälte verschlimmert – Spasmen – Neuralgie – Druck, Zusammenkrümmen u. Wärme bessert.

Tabacum Schmerz mit Vagusreiz (Erbrechen-Schwindel-Speichelfluß) – Diarrhoe – Schwäche-Kollaps – Ataxie – Zentralisation.

Lycopodium Rechts-Seitenmittel – Verschlimmerung durch Druck und Einschnürung – Blähungen – Nierenstein re – Leistenhernie re – re-seitiger Kopfschmerz – Verschl. zw. 16-20.00 Uhr.

Berberis anfallartiger drückender Flankenschmerz zum Rücken ausstrahlend – Berührungsempfindlichkeit – Verschlimmerung durch Bewegung – Besserung durch Ruhe und Wärme.

Sarsaparilla kolikartiger Flankenschmerz – häufige Blasenentleerungen – Blasenkrämpfe – zittrige Beine.

Akupunktur *„Feuchtigkeit ausscheiden", „Wasserwege des unteren Erwärmers öffnen u. harmonisieren", „Tonisierung der Niere"*

Di 4
Bl 23, Bl 20, Bl 40
Ni 5 (kräftig stimulieren), Ni 7
Ma 28
Ohrpunkt Niere
KG 3
Le 3
GB 25

Pankreatitis

Spontan- und Druckschmerz im Oberbauch, Erbrechen.

Klinik: gürtelförmige Schmerzen li Oberbauch, Bauchdeckenspannung, („Gummibauch"), Subileus (paralytischer Ileus), auskultatorisch:
li-basale Dämpfung, evtl. Kreislaufschock u. Hypokalzämie (Chvostek-Zeichen positiv).

Ätiologie: 40 % infolge Gallensteinleiden, 40 % infolge Alkoholismus und 20 % infolge Traumen, Infektionen und Vergiftungen.

DD: Ulcusperforation
Ileus
akute Cholezystitis
akute Appendizitis
Mesenterialarterienverschluß
akute Gastritis
Herzinfarkt

Therapie: völlige Nahrungs- und Flüssigkeitskarenz!
<u>Analgesie</u> (Buscopan, Fortral, Tramal, Dolantin).
Magensonde legen.
iv-Zugang und Plasmaersatzmittel bei Hypotonie.

Homöopathie
Colocynthis kolikartige Schmerzen – Wärme, Zusammenkrümmen und Druck bessern – Neuralgie – Magen-Darmspasmen – Verschlimmerung nach Mahlzeiten.

Aconitum plötzlich, wie aus heiterem Himmel – Todesangst – trockene Hitze – Folge von kaltem Wind u. Schockerlebnissen.

Nux vomica	cholerisch – reizbar – Verlangen nach Genußmitteln, welche nicht vertragen werden – Verschlimmerung morgens, durch Kälte und Streß – Magenkrämpfe – empfindlich auf Geräusche – Verbesserung durch Ruhe und Wärme.
Lachesis	Schmerz im linken Oberbauch – Linksseitenlage verschlimmert – Berührung, Druck und Enge verschlimmern – Patient logorrhoisch – Ruhe verschlimmert – Verschlimmerung nach Schlaf.
Bryonia	Schmerz **schlimmer** durch Bewegung, Berührung und Erschütterung.
Bach-Blüten	Rescue
Akupunktur	*„Feuchtigkeit-Schleim transformieren"*, *„Milz-Qi stärken", „Milz-Stagnation beseitigen"* Ma 36 Le 3 P 6 KG 12 Ma 21, Ma 25 Di 4

Gallenkolik

Leitsymptome: heftige, kolikartige Schmerzen im rechten Oberbauch, evtl. mit Ausstrahlung in die rechte Schulter.

Klinik: Druckschmerz im rechten Abdomen, Peritonismus,
Übelkeit, Erbrechen.
Diagnose
Anamnese, Palpation, Ultraschall, Labor.

DD: perforiertes Ulkus, akute Pankreatitis, Ileus, Appen-
dicitis, Pyelonephritis.

Therapie: physikalisch: feucht-warmer Wickel.
Spasmolyse (Bsp. Buscopan Amp. i. v.), ggf.
Schmerztherapie.

Homöopathie Schmerz in der Lebergegend – Folge von Ärger – Me-
Chelidonium teorismus – Besserung durch feuchte Wärme – Verlangen nach Saurem.

Taraxacum dumpfer Leberschmerz – Apetittlosigkeit – Schwäche – Meteorismus – Obstipation.

Belladonna plötzlich, heftiger Beginn von kolikartigen Schmerzen – kalte Extremität – Fieber – Ruhe bessert – Berührung verschlimmert.

Cholocynthis kolikartige Schmerzen – Besserung durch Wärme
und Zusammenkrümmen – Magen-Darm-Spasmen –
Neuralgie – Verschlimmerung nach den Mahlzeiten.

Berberis anfallsartige drückende Schmerzen rechter Oberbauch zum Rücken strahlend – Berührungsempfindlichkeit – Verschlimmerung durch Bewegung – Besserung durch Ruhe und Wärme.

Akupunktur *„Leber-Qi-Stagnation beseitigen",*
„Magen-Hitze klären"
Le 3, Le 14
GB 34
MP 6
P 6
Ma 36, Ma 44
KG 12

Leistenhernie
(mit Einklemmsymptomatik)

Leistenschmerz.

Klinik: palpabler, weicher Tumor, bessere Palpation durch Husten und Pressen, evtl. vegetative Begleitsymptomatik (Übelkeit, Erbrechen).
Cave: bei Einklemmung nicht mehr reponibel!

Therapie: vorsichtiger Repositionsversuch.
lokale Wärme, heisses Bad, Entspannung.
(Bruchband, Mieder-Versorgung).
Cave: bei inkarzerierter Hernie rasche Klinikeinweisung!

Homöopathie
Lycopodium Inguinalhernie re – Verschl. durch Druck und Einschnürung – Blähungen – rechtsseitiger Kopfschmerz – Verschl. zw. 16-20.00 Uhr.

Lachesis linke Leiste bevorzugt betroffen – Druck und Enge verschlimmern – Verschlimmerung nach Schlaf – Inkarzeration.

Apis nervöse Unruhe – berührungsempfindlich – stechender Schmerz – durstlos – besser durch lokal kühlende Maßnahmen.

Colocynthis kolikartige Schmerzen – Wärme, Zusammenkrümmen und Druck bessern – Magen-Darmspasmen –
Verschlimmerung nach Mahlzeiten.

Akupunktur *„Beseitigung der Stagnation von Kälte in der Leber",*
„Kälte-Obstruktion des Lebermeridians beseitigen"
Le 3, Le 10, Le 12
Ni 11
MP 12

Akutes Skrotum

Leitsymptome: massiver Schmerz im Hoden, evtl. Leiste, Samenstrang.

Klinik: Druckempfindlichkeit, Schwellung, Rötung, plötzliches Auftreten der Symptome. Ursache oft Hodentorsion durch Sport.

DD: Entzündung (Epidydimitis, dann: Hochlagerung und Kühlung); Hernie.

Therapie: stationäre Klinikeinweisung zur evtl. Operation.

Homöopathie
Apis starke Schwellung – nervöse Unruhe – berührungsempfindlich – stechender Schmerz – durstlos – Verlangen nach lokaler Kühlung.

Lachesis linke Seite betroffen – Verschlimmerung durch Enge, Druck und Berührung – Verschlimmerung nach Schlaf.

Bryonia Bewegung, Berührung, Erschütterung verschlimmern – Ruhe und Druck bessern – Entzündung mit stechenden Schmerzen – trockene Schleimhäute – Durst auf kaltes Wasser.

Arnica Zerschlagenheitsgefühl – kann nicht auf harter Unterlage liegen – Verschlimmerung durch Berührung und Bewegung – oft nach körperlicher Anstrengung und Sport.

Bach-Blüten lokal Rescue

Akupunktur *„Regulierung der Wasserwege",*
„Tonisierung des Yin",
„Qi-Stagnation der Milz beseitigen",
„Blut-Stase beseitigen"
Di 4
MP 6
KG 2, KG 4
Ohrpunkt Hoden
Le 3

Harnverhaltung

Leitsymptome: über Stunden kein Urinabgang, evtl. trotz Harndrang.

Klinik: Unklare Unterbauchschmerzen, tastbarer Tumor unterhalb Bauchnabel (Blase gefüllt zu palpieren).

Ursachen: Prostata-Adenom; Fremdkörperobstruktion; neurogene Störung; funktionell:
evtl. nach Schockereignis, Kälte-Einwirkung, Phimose.

Therapie: fraktionierter Katheterismus (jeweils bis zu ca. 500 ml).
bei primärer Blasenatonie Parasympathikomimetika, bei sekundärer- operative Beseitigung des Abflußhindernisses, evtl. zusätzlich Alpha-Rezeptorenblocker, entspannende Maßnahmen, evtl. warme Fußbäder.

Homöopathie
Pareira brava fortwährender Drang zum Wasserlassen – heftige Schmerzen beim Urinieren – Urin dunkel, blutig, eitrig.

Opium Atonie – Paresen – Folge von Schock u. Schreck.

Aconitum „wie aus heiterem Himmel" – Folge von kaltem Wind und Schockerlebnissen – plötzlicher Stop des Urinabganges.

Causticum Sphinkter-Spasmus – „Blasenlähmung" evtl. im Wechsel mit unwillkürlichem Urinabgang.

Akupunktur *„Kälteobstruktion der Blase beseitigen",*
„Urinflut fördern"
KG 3, KG 4
Bl 23, Bl 28, Bl 39
Ni 3
MP 6, MP 9
Le 3

ENDOKRINE
NOTFALLSITUATIONEN

Coma diabeticum

Leitsymptome: BZ zwischen 400 und 700 mg/dl.

Klinik: Präkoma-Vorzeichen: Polydipsie, Polyurie.
Allgemeinsymptome:
Kopfschmerz, Unruhe, Verwirrtheit bis Somnolenz,
Gastrointest.Sympt.:
Bauchschmerzen, Übelkeit, Erbrechen, Diarrhoe.
versch.Arten
häufig ketoazidotisches Koma (plötzlicher absoluter
Insulinmangel): Foetor acetonaemicum mit Kuss-
maulscher Atmung, Exsikkose, Reflexe abgeschwächt, BZ stark erhöht.
seltener hyperosmolares Koma (relativer Insulinmangel): Exsikkosezeichen besonders stark ausge-
prägt, Tachykardie, Hypotonie, Apathie.
generell Feuchte Haut spricht für eine Hypoglykämie und gegen Coma diabeticum!

Therapie: **N i e auf Verdacht Insulingabe!!!**
2 Amp Glucose 20 % (20 ml) i.v.
Flüssigkeitszufuhr.

generell: stationäre Einweisung unter Notarztbegleitung
auf Intensivstation!

Homöopathie Kollaps mit kaltem Schweiß – Blaufärbung der Glie-
Veratrum der – Zyanose oder Blässe – Erbrechen – Diarrhoe –
album Ohnmacht.

Camphora „Analeptikum" – Kollaps mit kaltem Schweiß – (To-
des-) Kälte.

Carbo vegetabilis schwache Lebenskraft – Zyanose – innere Kälte – blass-gräuliche Gesichtsfarbe – verlangt Frischluft – Auszehrung.

Opium Folgen von Schock und Schreck – Atonie – Bewußtlosigkeit – Paresen.

Tabacum Vagusreiz (Schwindel, Erbrechen, Speichelfluß) – Diarrhoe – Schwäche, Kollaps – Ataxie – Zentralisation.

Bach-Blüten Clematis
Wild Rose
Olive

Hypoglykämie

Unruhe, Tremor, Schweißausbruch, Tachykardie.

Klinik: evtl. äußerst bedrohlich, da in kürzester Zeit irreversible Hirnschädigung bei BZ< 40 mg/dl.
Haut schweißig-feucht ohne Zeichen einer Dehydration, Tachykardie, Hyperreflexie, Krampfanfälle möglich, Seh- und Sprachstörungen.
generell:
feuchte Haut spricht für eine Hypoglykämie und gegen Coma diabeticum!

Therapie: Glucose 20 % i. v. (2 Amp).
Glucagon 1 mg i.m.
bei bewußtseinsklaren Patienten: Traubenzucker, Fruchtsaft.

Homöopathie
Veratrum album Kollaps mit kaltem Schweiß – evtl. Blaufärbung der Glieder – Zyanose oder Blässe – Erbrechen – Diarrhoe – Ohnmacht.

Gelsemium Zittern – Schwindel – Schwäche – Folge von Angst und Erregung – Sehstörung – Besserung nach Urinflut.

Tabacum Vagusreiz (Schwindel-Erbrechen-Speichelfluß) – Diarrhoe – Schwäche, Kollaps – Ataxie.

Arsenicum album Kälte – Schwäche – Angst – ruhelos – Verschlimmerung nach Mitternacht – pedantischer Patient.

Carbo vegetabilis schwache Lebenskraft – Zyanose – innere Kälte – blaß – Verlangen nach Frischluft – Auszehrung.

Camphora „Analeptikum" – Kollaps mit kaltem Schweiß –
(Todes-) Kälte.

Bach-Blüten Clematis
Wild Rose
Olive

Akupunktur *„Qi stärken", „Yang stärken"*
P 6
Ma 36
Ni 1, Ni 3
KG 4, KG 6, KG 12
MP 6

SINNESORGANE

Hörsturz

Leitsymptome: plötzlich einsetzende, einseitige Hörminderung.

Klinik: Druckgefühl im betroffenen Ohr, „wie Watte im Ohr", einseitiger, meist hochfrequenter Tinnitus, Schwindel und neurologische Symptome fehlen meist.
Ursachen: Virusinfekte, Streß, Hypotonie, Arteriosklerose, HWS-Schäden...

Therapie: innerhalb 24 h durchblutungsfördernde Infusionen (Bsp.: Dusodril, HAES).
Grenzstrangblockaden mit Procain.
evtl. Physiotherapie bei HWS-Schaden.

Homöopathie plötzlich – wie aus heiterem Himmel – Todesangst –
Aconitum trockene Hitze – Folge von kaltem Wind und Schockerlebnissen.

Elaps Hyperästhesie oder Parese der re. Körperseite – Kopfschmerz Eiseskälte – Verschl. bei Rückwärtsbewegung.

Gelsemium Zittern – Schwindel – Schwäche – Folge von Angst u. Erregung – Sehstörung – Besserung nach Urinflut.

Belladonna plötzliche Rötung des Gesichts/Kopfes – erregt – evtl. hyperton.

Spigelia links-seitig – mit Verstopfungsgefühl.

Ambra bei allgemeiner Neurasthenie und Erschöpfung.

Phytopharmakon Gingko bilboa (Bsp. Tebonin forte®);

Akupunktur *„Niere tonisieren", „Ni-Qi stärken"*
        Ni 3, Ni 7
        GB 20
        3 E 17 lokal
        GB 2
        Dü 19 (vor Tragus)

Glaukomanfall

Leitsymptome: plötzlich auftretende Schmerzen u. Sehverschlechterung eines Auges.

Klinik: Nebelsehen, Regenbogenfarben um Lichtquellen, Übelkeit und Erbrechen, Augapfel palpatorisch steinhart, Pupille weit und lichtstarr.

Therapie: 2 %iges Pilocarpin alle 10 min als Augentropfen. 20 %iges Mannit i.v. als Infusion über 30 min, zusätzlich Betablocker lokal.

generell: rasche Einweisung in Augenklinik!

Homöopathie
Belladonna plötzlich, heftiger Schmerzbeginn – klopfend-pulsierender Schmerz – Rötung d. Auges u. weite Pupillen – kalte Extremitäten – periodischer Schmerz – Schweiß.

Aconitum plötzlich – „wie aus heiterem Himmel" – Todesangst – Folge von kaltem Wind od. Schockerlebnissen – trockene Hitze – nachts Kopf- und Augenschmerz.

Glonoinum pulsierender Kopfschmerz – Hypertension – Blutandrang zum Kopf – Verschlimmerung durch Sonne, Feuer, Geräusche.

Bach-Blüten Rescue

Akupunktur *„Leberwind beruhigen", „Yang absenken",*
„aufloderndes Leber-Feuer besänftigen"

Le 3

Di 4

GB 20 (lokale Punkte periorbital)

EP 2, EP 3

Ma 1

Bl 1, Bl 2

Le 2 stark reizen, senkt Druck

Augenverletzungen

- **Fremdkörper:** Fremdkörpergefühl, konjunktivale Injektion, Tränenfluß, Blepharospasmus, Lichtscheu.

Therapie: FK im Bindehautsack, dann ektropionieren.
vorsichtige Entfernung mit feuchtem Watteträ-
ger.

- **Kontusion:** Lidhämatom, Bindehautblutung, Linsenblutung, -lu-
xation, Glaskörperblutung, Netzhautablösung.

Therapie: steriler Augenverband und rasche Einweisung in
Augenklinik.

- **Verätzung:** durch Säuren, Laugen, Kalk, Tränengas u.ä.: Schmer-
zen, Tränenfluß, Rötung, Epithelverletzung der
Hornhaut, graue Trübung der Hornhaut („gekochtes
Fischauge").

Therapie: Spülung mit normalem Leitungswasser, sowie
mechanische Reinigung mit feuchtem Watteträ-
ger, Spülung mit Pufferlösung (Bsp. Isogutt-Puf-
ferlösung), evtl. mit Calendula-Essenz, Augen-
trost (Euphrasia).

- **Perforation:** meist sichtbare Perforationswunde, oft Linsenverlet-
zung.

Therapie: steriler Augenverband und rasche Einweisung in
Augenklinik.

Homöopathie
Symphytum bei Traumen: stumpfer Gegenstand auf's Auge, z. B. Ball.

Ledum nach Stichverletzung: sich einsprießende, perforierende spitze Gegenstände.

Silicea bei Entzündung nach Verletzung: Infekte – Eiterungen – schlechte Heilung – Mangel an Energie und Körperwärme – viel Durst.

Hepar sulfuris bei Entzündung nach Verletzung: Neigung zu Infektionen und Abszessen – splitterartig stechender Schmerz – Verschlimmerung durch Berührung, Kaltluft – feuchte Wärme bessert.

Arnica bei Blutungen: Verschlimmerung durch Berührung und Bewegung – Hämatome.

Belladonna heftiger Schmerzbeginn – klopfend pulsierender Schmerz – Rötung – weite Pupillen – wild.

Euphrasia bei entzündlichen Reizzuständen, v. a. den Konjunktiven – auch lokal als Kompresse.

Bach-Blüten Rescue lokal

**Cave!
keine
Akupunktur**

GELENKE –
WIRBELSÄULE / RÜCKEN

Akuter Gichtanfall

plötzliche Rötung und Schwellung des Gelenks mit extremer Schmerzhaftigkeit.

Klinik: meist Großzehengrundgelenk, später auch polyarthritische Manifestation, häufig Kombination mit Adipositas, Diabetes, Alkoholexzeß, Fastenkur.

Therapie: Ruhigstellung und Hochlagerung des Gelenks, reichlich Flüssigkeit, Colchicin (innerhalb von 4 h 4 mg), Antiphlogistika (Indometacin 100 mg), Alkoholverbot, feuchtkalte Umschläge.

Homöopathie
Colchicum große Schwäche mit Kollapsneigung – Schwellungen wechselnd rot und blaß – wandernde Gelenkschmerzen – Verschlimmerung durch Berührung und Kälte.

Bryonia Bewegung, Berührung u. Erschütterung verschlimmern d. Schmerz – Ruhe u. Druck bessern – Entzündung mit stechenden Schmerzen – trockene Schleimhäute – Durst auf kaltes Wasser.

Belladonna plötzlich heftiger Beginn – klopfender, pulsierender Schmerz – Rötung – kalte Extremitäten – periodischer Schmerz – Schweißneigung – berührungsempfindlich.

Aconitum plötzlicher Schmerz – „wie aus heiterem Himmel" – Angst – Folge von Wind od. Schockerlebnissen – oft nachts auftretend.

Lycopodium rechtsseitiger Schmerz – Verschlimmerung durch Druck und Einschnürung – konstitutionell zu Blähungen neigend – Verschlimmerung zw. 16 und 20 Uhr.

Ledum aufsteigende Gelenkschmerzen – Besserung durch Kälte trotz Kältegefühl – Verschlimmerung nachts u. in Bettwärme.

Sabina gerötete Gelenkschwellung mit Verschlimmerung durch Bewegung u. Berührung.

Colocynthis krampfartiger Schmerz – **besser** durch Gegendruck, Wärme und Zusammenkrümmen – evtl. Folge von Ärger.

Akupunktur Di 4
Ma 44
Ohrpunkt je nach Lokalisation
zusätzl. lokale Punkte, bzw Ashi points.

Lumbago

Leitsymptome: plötzlich einsetzende Schmerzen im LWS-Bereich oder Steißbein.

Klinik: Schmerz, muskulärer Hartspann, evtl. radikuläre Ausstrahlung (Ischialgie)? neurologisches Defizit? Blasen- und Mastdarmstörungen(Prolaps)? blockiertes Ileosakralgelenk?

DD: radikuläre oder pseudoradikuläre Ausstrahlung; Facettensyndrom, Nierenstein Pyelonephritis, gynäkologische Erkrankungen, Gallenkolik, frischer Myokardinfarkt, Ulcusperforation, akutes Abdomen, Osteoporose.
Diagnostik, Anamnese, neurologische Untersuchung, Röntgen, Myelographie, CT.

Therapie: Ruhigstellung mit Stufenlagerung, Muskelrelaxation.
evtl. gezielte manualtherapeutische Mobilisation.
Analgesie, Neuraltherapie (Procain paravertebral, bzw. entlang des Blasenmeridians), Quaddeln mit Disci comp.® Amp.
evtl. vorsichtige Massage oder Fußreflexzonenmassage.
Krankengymnastik. Evtl. Schröpfen.

Homöopathie
Bryonia Bewegung, Berührung, Erschütterung verschlimmern d. Schmerz – Ruhe und Druck bessern – Entzündung mit stechenden Schmerzen – trockene Schleimhäute – Durst auf kaltes Wasser.

Rhus toxicodendron Steifheit – Schmerz bei Bewegungsbeginn – konstante Bewegung bessert – Verschlimmerung nachts, bei Kälte und in Ruhe – oft nach Kälte- und Nässeexposition, nach Zugluft.

Arnica Lumbalgie nach Anstrengung – kann nicht auf harter Unterlage liegen – Verschlimmerung durch Berührung und Bewegung – Zerschlagenheitsgefühl.

Dulcamara Verschlimmerung durch Nässe und Kälte – Verschlimmerung im Frühjahr und Herbst – Folge von Durchnässung – Ruhelosigkeit.

Gnaphalium starke Schmerzen – Taubheitsgefühl und Ameisenlaufen – Wadenkrämpfe – ischilagiforme Schmerzausstrahlung.

Akupunktur *„Nieren-Yang stärken"*
Blasenmeridian: Bl 36, Bl 40, Bl 58, Bl 60, Bl 23, Bl 25, Bl 26, Bl 28
Dü 3
Ohrpunkt LWS
LG 4
Di 4
Ma 44
Ni 3, evtl. Ashi-points

NOTFALLSITUATION
VERLETZUNGEN / VERGIFTUNGEN

Elektrounfall

Störung der Herztätigkeit – Kammerflimmern mit
Kreislaufstillstand.
Störung des ZNS – Bewußtlosigkeit.
Störung der Haut und des Gewebes – umschriebene
Verbrennungen an Ein-und Austrittsstelle („Tannen-
baummuster" bei Blitzschlag).

Therapie: bei o.g. Störungen sofortige Reanimation mit rascher Klinikeinweisung!
außerdem Unterbrechung des Stromkreises, stabile Seitenlagerung, Versorgung möglicher Ver-
brennungswunden durch sterile Abdeckung,
großzügige Schmerztherapie, Flüssigkeitszufuhr
mit Plasmaexpander.

Homöopathie
Nux vomica
Erbrechen – Verschlimmerung durch Kälte und
Streß – Magenkrämpfe – empfindlich auf Geräusche,
Licht, Gerüche – cholerisch – reizbar – Besserung
durch Ruhe und Wärme.

Apis Ödeme – nervöse Unruhe – Berührungsempfindlichkeit – Verlangen nach lokaler Kälte – brennend-ste-
chende Schmerzen – durstlos.

Camphora Analepticum – bei Kollaps – (Todes-)Kälte – Cyanose.

Veratrum album Kollaps mit kaltem Schweiß – Cyanose oder Blässe –
Erbrechen – Diarrhoe – Ohnmacht – rascher Kräfteverfall.

Arsenicum album Kälte – Schwäche – Angst – Ruhelosigkeit.

Carbo vegetabilis schwache Lebenskraft – Zyanose – innere Kälte –
Blässe – Verlangt Frischluft – Auszehrung.

Tartarus Schleimrasseln über der Lunge – Dyspnoe – Asthma
emeticus mit Schwäche.

Bach-Blüten Rescue (innerlich und äußerlich)
Clematis
Aspen

Akupunktur *„Qi stärken", „Geist klären", „Geist besänftigen"*
BAI HUI
Ni 1
KG 6, KG 17
Ma 36
Le 3

Verbrennungen und Verbrühungen

Leitsymptome: lokal: heftigste Schmerzen, Blasenbildung, Rötung, Hautablösung,
Cave: Infizierung / Verschmutzung.

Klinik: Einteilung in 1.Grad: Hautrötung
2.Grad: Blasenbildung
3.Grad: Verkohlung der gesamten Hautschicht
4.Grad: Verkohlung bis Muskeln und Knochen
Ausdehnung: Abschätzung mit „9-er Regel".
Bei entsprechend großflächiger Verbrennung:
Krämpfe, Bewußtseinsstörung und Schocksymptomatik.

Therapie: alle verbrannte Kleidung entfernen, lokal Kaltwasserbehandlung, bei Schock allgemeine Maßnahmen wie Infusion mit Ringerlaktat, evtl. Sedierung und Schmerztherapie.
Cave Hitzeschäden der Atemwege: toxisches Lungenödem.
Tetanusprophylaxe!
leichtverdünntes Essigwasser zu trinken geben.

Homöopathie in 30-70%igem Alkohol: lokal übergießen
Cantharis u.trockenblasen. (bei Erythem, Grad1, und begin-
D2 nender Blasenbildung).

Belladonna Grad 1(Erythem): mit Hitze Rötung und eher pulsierendem Schmerz, Grad 1–2 (Bulla):

Rhus toxi- Grad 2(Bullae) bei stechend-juckendem Schmerz;
codendron evtl. gefolgt von:

Arsenicum bei starkem Brennschmerz, schlechter Wundhei-
album lung, Schwäche und Kältegefühl

Causticum brennende, wunde Schmerzen – Neigung zu Lähmungen – schlechte Wundheilung.

Apis Ödeme – Bedürfnis nach lokaler Kühlung – durstlos.

Cantharis große Blasen – Unruhe – brennender Schmerz.

Bach-Blüten Rescue
Aspen; auch lokal

Akupunktur *„exogene Hitze klären"*
Di 4, Di 11
Lu 10, Lu 11
GB 20
Ma 44

Verletzungen

Schmerz, Blutung: **cave**: Verbluten (Schocksymptomatik), Funktionsverlust, Gefahr der Infektion.

Therapie: frische Verletzungen sind innerhalb von 6 Stunden zu versorgen.
Schürfwunde: desinfizieren, steriler Verband.
Stich-,Biß-,Schußwunden: Antibiose, Tetanusprophylaxe, nach Tamponade steril verbinden, engmaschig kontrollieren und granulieren lassen. Im Zweifelsfall Klinikeinweisung! Tiefe unkompl. Wunden: primäre Versorgung mit Naht.
Bei Gefäßverletzung mit arterieller Blutung: lokale Kompression oder Blutsperre mit Blutdruckmanschette (250 mmHg, max 2 Stunden), dann kurzfristig öffnen.

Homöopathie • Riß- und Quetschwunden:
innerlich : ***Arnica***; ***Calendula*-Essenz**
lokal: ***Bellis perennis***
Nerven:***Hypericum***
Knochen:***Symphytum***
Knochenhaut:***Ruta***
Sehnen:***Calendula***, ***Staphisagria***

• Bißwunde: ***Lachesis*** bei Lymphangitis und livider Verfärbung der Haut.
Arnica bei Weichteilverletzungen mit Blutung und Hämatom.

• Schürfwunde: lokal ***Calendula***.

• Stichwunde: ***Ledum***.

• Splitterverletzung: ***Silicea; Ledum***.

- Nervenverletzung u. Wirbelsäulenverletzung: **Hypericum**;
  mit zusätzlichem Hämatom: zuerst : **Arnica**.

- Gesichtsverletzung mit Knochen u. -haut: **Symphytum**.

- Ohrverletzung mit Zuschwellen u. starkem Schmerz: **Pulsatilla**.

- Genitalverletzung (allgemein, sowie nach Vergewaltigung): **Staphisagria**
  Hodenverletzung durch Schlag o. Quetschung: **Argentum met**.; **Arnica**.

- Sportverletzungen: Muskelkater: **Arnica**.
  Muskelkrampf: **Magnesium phosphoricum**.
  Muskelzerrung: **Arnica**.
  Muskelriß: **Arnica**, anschl. evtl. **Calendula**.
  Distorsion: **Arnica**, anschl. **Rhus toxicodendron**.
  Knochenhautverletzung: **Ruta graveolens**.

- Nasenbluten durch Schlag o. Anstrengung: **Arnica**.
  bei Kindern: **Ferrum phosphoricum**.

- Schnittverletzung, auch Operationsfolgen: **Staphisagria**.

Bach-Blüten Rescue

Akupunktur lokale Punkte, je nach Lokalisation der Verletzung.

Vergiftungen

Leitsymptome: Pupillenreaktion, Geruch der Ausatmungsluft, Hautfarbe.

Klinik: Tachykardie, Bewußtseinsstörung, Unruhe, Koma, Zyanose, Atemnot, Schock, Lungenödem.

Therapie: 1. Wenn möglich, rasche Entfernung des Giftstoffes: gegebenenfalls mechanische Rachenreizung (Finger in den Hals).
ggf. Salzwasserlösung: (2 Teel. Salz auf ein Glas warmes Wasser).
Ipecacuanha-Saft (2 Teel. auf ein Glas warmes Wasser) bei Kindern.
Cave: K e i n Erbrechen bei ätzenden-, schäumenden-, erdölhaltigen Substanzen sowie bei Bewußtlosen und bei Krämpfen.
Magenspülung oder forcierte Ausscheidung mit Diuretikum oder Laktulose (Diarrhoe).
bei Bewußtlosigkeit: stabile Seitenlage, Kontrolle der Atmung, RR, Puls; evtl. Beatmung / Reanimation.

2. Neutralisierung des Giftes: durch Antidota (zu erfragen bei Giftzentrale).

generell: Meldepflicht bei jeder Vergiftung!

Homöopathie „universales Antidot:" *Carbo medicinalis* (2 Teile), Magnesiumoxid (1 Teil) und Gerbsäure (1 Teil).
homöopathische Maßnahmen: *Nux vomica, Okoubaka.*
Schockprophylaxe: *Arsenicum album*
Schock mit Todesangst: *Aconitum*
Kollaps mit kaltem Schweiß: *Veratrum album*
Kollaps mit kaltem Körper und blassem Gesicht: *Carbo vegetabilis*
bei Krämpfen: *Cuprum metallicum*

bei brennenden Schmerzen: ***Cantharis***

Bach-Blüten Crab Apple
Rescue
Agrimony
Clematis
Aspen

Akupunktur *„Geist beruhigen", „Wind besänftigen",*
„Yang beruhigen und absenken",
„exogene pathogene Einflüsse vertreiben"
Le 2, Le 3
Ma 36
P 6
BAI HUI
REN ZHONG
Ni 1
GB 20
MP 6
Di 4, 11
Lu 6

Beinahe-Ertrinken

Bewußtlosigkeit, Schock-Symptomatik.

Klinik: U.U. Asystolie, Flüssigkeitsaspiration, Lungenödem.
Gefahr einer Aspirationspneumonie!
Cave: sekundäres Ertrinken noch nach Stunden!

Therapie: Reanimation: Freimachen der Atemwege,
Atemspende, Herzdruckmassage.
Cave : Erbrechen und Aspiration!
Wärmeapplikation, da häufig Unterkühlung des
Ertrinkenden!
wenn nötig Intubation, Bronchialabsaugung und
Sauerstoffgabe!

generell: rasche Klinikeinweisung unter Notarztbegleitung!

Homöopathie bläulich-livide Verfärbung der Haut – erregt – Enge-
Lachesis gefühl – versucht sich freizumachen – versucht zu
sprechen.

Tartarus Schleimrasseln über der Lunge – Dyspnoe – Asthma
emeticus mit Schwäche.

Carbo schwache Lebenskraft – Zyanose – innere Kälte –
vegetabilis blass-gräuliche Gesichtsfarbe – verlangt Frischluft –
kalte Extremitäten.

Bach-Blüten Rescue
Clematis
Aspen
Wild Rose

Akupunktur *„Qi tonisieren",*

„exogene pathogene Einflüsse auf Lunge vertreiben",
„Kälte vertreiben", „exogene Feuchtigkeit ausscheiden"
KG 17, KG 22
Lu 6, Lu 7, Lu 9
REN ZHONG
Di 11
GB 20, GB 34
Ma 34, Ma 36
MP 9
Bl 20

Hitzschlag

Kopfschmerzen, Schwindel und Schwächegefühl.

Klinik: Fieber >41 C, Verwirrung, Bewußtseinsverlust, Tachykardie, Haut anfangs rot-trocken-heiß, anschließend grau-zyanotisch.

DD: Meningitis, Sepsis, Coma diabeticum, Fieber anderer Genese.

Therapie: Senkung der Körpertemperatur durch flächenhafte Hautkühlung (Entkleiden, kühle Abwaschungen), Lagerung: Kopf erhöht.
evtl. Schockprophylaxe bzw. -behandlung (Infusion, Sauerstoff).
bei Sonnenbrand lokal Essigumschläge.
evtl. ist eine Klinikeinweisung nötig!

Homöopathie
Belladonna plötzlich heftiger Beginn – klopfend pulsierender Kopfschmerz – Rötung – weite Pupillen – kalte Extremitäten – wild – tobend – periodisch – Schweiß.

Glonoinum pulsierender Kopfschmerz – Hypertension – Blutandrang zum Kopf – Verschlimmerung durch Sonne, Feuer, Geräusche u. Bücken.

Apis brennend stechende Schmerzen der Haut – nervöse Unruhe – Berührungsempfindlichkeit – durstlos – Ödeme.

Natrium carbonicum Kopfschmerzen bei/nach Sonnenbestrahlung – trockener Husten – geistige Apathie – Verschlimmerung nach dem Essen.

Gelsemium	Zittern – Schwindel – Schwäche – Folge von Angst und Erregung, sowie Sonnenbestrahlung – Sehstörung – Besserung nach Urinflut.
Natrium muriaticum	Sonnen-und Hitzeunverträglichkeit – Z.n. intensiver Sonneneinwirkung – introvertiert – Verschlimmerung auf Trost – Verlangen nach Salz.
Cuprum	Krämpfe – Hysterie – Kalttrinken bessert – Verschlimmerung durch Berührung.
Veratrum album, Carbo vegetabilis, Camphora	bei Kollaps: s. unter Schock.
Bach-Blüten	Rescue-Notfalltropfen Clematis Aspen Wild Rose
Akupunktur	*„Geist klären", „exogene Fülle – Hitze klären"* Di 4, Di 11 GB 20 BAI HUI Ma 36 Le 3 Ni 1

Erfrierung

Leitsymptome: Erythem, Blasen, Nekrosen (lokal).

Klinik: Bewußtseinstrübung bis Bewußtlosigkeit bei generalisiertem Zustand, Gefahr des Kammerflimmerns, Asystolie und Atemstillstandes; dann entsprechende Reanimationsmaßnahmen einleiten.

Therapie: Warme Flüssigkeit, falls Schlucken möglich (Bsp. lauwarmer Kaffee).
Wärmezufuhr durch Bäder (max. 35°C), bei noch erhaltenem Bewußtsein.
Atemluft erwärmen und befeuchten, evtl. Sauerstoffgabe; bei Bewußtlosigkeit: Intubation und Beatmung mit sofortiger Klinikeinweisung.
Camphora in Wasser, damit vorsichtige Abreibungen.

Homöopathie
Camphora Kollaps – zyanotische Haut – Kälte.

Veratrum album Kollaps mit kaltem Schweiß – Zyanose oder Blässe – Erbrechen – Diarrhoe – Ohnmacht – schneller Kräfteverfall.

Arsenicum album Kälte – Schwäche – Angst – Ruhelosigkeit – pedantischer Patient.

Bach-Blüten Rescue
Clematis
Scleranthus
Wild Rose

Akupunktur *„Qi stärken", „Geist klären", „Kälte vertreiben"*
RHEN ZHONG
BAI HUI
Ni 3
Ma 36
MP 6
P 6
KG 4, KG 6, KG 12
GB 20
LG 4
Lunge 7

NOTFALLSITUATION
PSYCHE

Akute Angstreaktion (Panikattacke)

Leitsymptome: Angst, Herzrasen, Schwitzen, Dyspnoe, Zittern, evtl. Agitiertheit.

Therapie: im Anfall Tranquilizer, prophylaktisch Antidepressiva.
allgemein Zuwendung, Beruhigung, Sicherheitsgefühl vermitteln: z. B. durch Körperkontakt, Abschirmung nach außen, Berührung.

Phytotherapie: Kava-Kava (Bsp. Laitan®), Melisse, Passionsfrucht, Baldrian, Hopfen.

Homöopathie
Aconitum plötzliche Panik – wie aus heiterem Himmel – Todesangst – Folge von kaltem Wind und Schockerlebnissen.

Phosphor Angst im Dunkeln – Angst vor Krankheit – häufig nachts Panikzustände – hypersensibel – Durst auf kalte Getränke.

Stramonium Delirium – Furcht und Panik im Dunkeln – Krämpfe – verzerrte Wahrnehmung – Licht bessert.

Arsenicum album Angst – Schwäche – Kälte – Panik – agitiert – Verschlimmerung nach Mitternacht – pedantischer Mensch.

Hyoscyamus starke Erregung des ZNS – Delirien – Halluzinationen – krampfartiger Husten nach Hinlegen – mißtrauisch – zu Konvulsionen neigend.

Belladonna plötzlich heftiger Beginn – Halluzinationen – Delirien – pulsierende Schmerzen – Toben – wechselhaftes Gemüt – Mydriasis.

Bach-Blüten Mimulus
Rock rose
Aspen
Rescue

Akupunktur *„Geist beruhigen", „Bewußtsein klären"*
He 7
P 6, P 7
Ohr-SHEN-MEN
Ni 1, Ni 3
BAI HUI
REN ZHONG

Akuter Erregungs-
und Verwirrtheitszustand

Leitsymptome: Desorientiertheit, Halluzinationen mit Verkennung der Umwelt und Angst, Agressivität, evtl. Bewußtseinstrübung, Agitiertheit.

Therapie: Beruhigung, Versuch verbaler Kontaktaufnahme. bei großer Unruhe 10-20 mg Diazepam oder 50-100 mg Promethazin(Atosil), bei deutlichen psychotischen Zuständen Haldol (Supp.) oder i.m. allgemein: Versuch der psychotherapeutischen Bearbeitung des Konflikts.

Homöopathie
Stramonium Delirium – Furcht und Panik im Dunkeln – verzerrte Wahrnehmung – Licht bessert – Krämpfe – Augen weit aufgerissen.

Belladonna plötzlich heftiger Beginn der Halluzinationen – Delirium – Toben – evtl. klopfende, pulsierende Schmerzen.

Arsenicum album Schwäche – Angst – Ruhelosigkeit – Kälte – Verschlimmerung nach Mitternacht – pedantischer Mensch.

Nux vomica cholerisch – reizbar – Verlangen nach Genußmitteln, welche verschlimmern – empfindlich auf Geräusche, Licht, Gerüche – Verschlimmerung morgens, Kälte und Streß.

Hyoscyamus Verwirrung – optische Halluzinationen – reißt sich
Kleider vom Leib – mißtrauisch – manisch.

Bach-Blüten Rescue
Agrimony
Aspen
Rock Rose
Holly

Akupunktur *„Geist beruhigen", „Bewußtsein klären"*
BAI HUI
Ohr-SHEN MEN
Ni 1
REN ZHONG
H 7
P 7
MP 6

NOTFALLAUSSTATTUNG

Homöopathische Notfallmedikamente im Überblick

je in C 30; Globuli

Aconitum
Apis mellifica
Arnica
Arsenicum album
Aurum
Belladonna
Bellis perennis
Berberis
Bryonia
Cactus
Calendula
Camphora
Cantharis
Carbo vegetabilis
Caulophyllum
Chamomilla
Chelidonium
China
Cocculus
Coffea
Colchicum
Colocynthis
Conium
Convallaria
Crataegus
Crotalus
Cuprum
Drosera
Dulcamara
Euphrasia
Ferrum phosphoricum
Galphimia
Gelsemium
Glonoinum
Gnaphalium

Hamamelis
Hepar sulfuris
Hyoscyamus
Hypericum
Ignatia
Ipecacuanha
Iris versiculor
Lachesis
Latrodectus mactans
Ledum
Magnesium phosphoricum
Millefolium
Naja tripudians
Nux vomica
Okoubaka
Opium
Petroleum
Phosphorus
Podophyllum
Pulsatilla
Pyrogenium
Rhus toxicodendron
Sabina
Sambucus nigra
Sanguinaria
Secale cornutum
Spigelia
Spongia
Staphysagria
Stramonium
Symphytum
Tabacum
Tarantula
Tartarus stibiatus
Veratrum album

Notfallrelevante Bachblüten-Essenzen

- **Aspen**: Angst; Patient zittert; Erwartungsangst.
- **Mimulus**: Angst vor konkreten, evtl. benennbaren Dingen, Furcht vor…..
- **Rock rose**: äußerste Angst, Terror- und Panikgefühle.
- **Willow**: Opfer-Haltung des Patienten; Opfer des Schicksalsschlags.
- **Clematis**: Patient ist abwesend, driftet ab, evtl. somnolent, bewußtlos, in seiner Welt; nicht erreichbar.
- **Agrimony**: Unruhe; in Dauer-Bewegung.
- **Cherry plum**: Kurzschlußhandlungen, wilde Temperamentausbrüche.
- **Crab apple:** Verunreinigungen, Vergiftungen.
- **Impatiens**: große Ungeduld und Gereiztheit.
- **Olive**: (extreme) Erschöpfung und Müdigkeit.
- **Star of Bethlehem**: Folgen von körperlichen und seelischen Traumata und Erschütterungen; Schockzustände.
- **Sweet chestnut:** tiefe Verzweiflung
- **Wild rose:** Apathie, Resignation, Teilnahmslosigkeit.
- **Rescue** (Rock Rose, Clematis, Impaticus, Cherry Plum, Star of Bethlehem): Notfalltropfen

Akupunkturpunkte

Lunge: 1, 5, 6, 11
Dickdarm: 1, 4, 11
Magen: 15, 16, 36, 40, 44
MP: 1, 4, 6
Leber: 1, 2, 3, 13
Gallenblase: 20, 39
Herz: 1, 7, 9
Dünndarm: 1, 3
Pericard (Kreislauf): 4, 6, 9
Niere: 1, 3, 27
Blase: 28, 32, 40, 62, 67, Shu-Punkte Blase 13 - 28
KG: 3, 4, 12, 17, 22
LG: 14, 15, 20(BAI HUI), 26(REN ZHONG)
Extrapunkte 30
Jing-well-Punkte aller 12 Hauptmeridiane
OP (= Ohrpunkte)

▶ **vgl. auch 3 Bildseiten am Schluß des Buches**

Schulmedizinische Notfallmedikamente

AdrenalinMini-Jet, Adrenalin à 10 ml (0,1 mg/ml)
Dimetinden (Fenistil)Amp à 4 mg
Prednisolon (Solu-Decortin) Inj.-Fl. à 1000 mg
Salbutamol Dosier-Aerosol à 200 Hub
Terbutalinsulfat (Bricanyl) Amp. à 0,5 mg
Theophyllin Amp. à 200 mg
Pilokarpin 2 % à 10 ml
NaCl 0,9 % Inf.-Fl. à 500 ml
Nifedipin Kps. à 5 mg
Urapidil (Ebrantil) Amp. à 25 mg
Acetylsalicylsäure Amp. à 500 mg u./o. Kautabl. à 500 mg
Atropin (Atropinsulfat) Amp. à 0,5 mg
Lidocain 2 % Amp. à 100 mg
Glyzerolnitrat Dosierspray
Furosemid Amp. à 20 mg
Verapamil Amp. à 5 mg
Glucose 40 % Amp. à 20 ml
Haloperidol Amp. à 5 mg
Diazepam Amp. à 10 mg
Morphin Amp. à 10 mg
Dihydroergotamintartrat Amp. à 1 mg
Diclofenac Supp. à 100 mg
N-Butylscopolaminiumbromid (Buscopan) Amp. à 20 mg
Paracetamol Supp. à 250 mg
HAES Inf. à 500 ml

Notfallausrüstung

Medikamente (gemäß der beigefügten Listen)
Stethoskop
Blutdruckmeßgerät
Diagnoseleuchte
Venenstauschlauch
Einmalspritzen (zu 2/5/10 ml)
Kanülen (Gr. 1 und 12)
Verweilkanülen (16,18,20, Butterfly)
Ampullensäge
Tupfer
Infusionssysteme
Desinfektionslösung
Ringerlactatlösung
Einmal-Handschuhe
Pflaster
Mundtuch
Beatmungsbeutel mit Reservoir
Beatmungsmaske und -ventil
Guedel-Tuben-Set
Laryngoskop, Spatel
Endotrachealtuben (28, 32, 36)
Führungsstab
Magillzange
Handabsaugpumpe
Mullbinden
Verbandpäckchen
sterile Kompressen
Dreiecktuch
Schere
SAM-Schiene
Akupunktur-Nadeln
Koniotomiebesteck
Sauerstofflasche u. Sauerstoffapplikationsmaske

Vergiftungszentralen

13353 **Berlin**
Universitätsklinikum Rudolf Virchow
Humboldt-Universität Berlin
Station 43b
Augustenburger Platz 1
☎ Vorwahl   030
    Durchwahl 450-53555/450-53565
Telefax: (030)450-53909

14059 **Berlin**
Beratungsstelle für Vergiftungserscheinungen
u. Embryonaltoxikol.
Pulsstraße 3-7
☎ Vorwahl   030
    Zentrale   192 40
Telefax: (030)32680-721

53113 **Bonn**
Informationszentrale gg. Vergiftungen
Zentrum für Kinderheilkunde der
Rheinischen Friedrich-Wilhelms-Universität
Adenauerallee 119
☎ Vorwahl   02 28
    Durchwahl 2873211/2873333
Telefax: (02 28) 287 33 14

99089 **Erfurt**
Giftnotruf Erfurt
Gem. Giftinformationszentrum der
Länder Mecklenburg-Vorpommern,
Sachsen, Sachsen-Anhalt und
Thüringen c/o Klinikum Erfurt
Nordhäuser Straße 74
☎ Vorwahl   03 61
    Durchwahl 73 07 30
Telefax: (03 61) 7 30 73 17

79106 Freiburg
Informationszentrale für Vergiftungen
Universitäts-Kinderklinik
Mathildenstraße 1
☎ Vorwahl   0761
    Zentrale   2704300/270-4301
    Durchwahl 270-4361
Telefax: (0761) 270 44 57

37075 Göttingen
Giftinformationszentrum-Nord
Georg-August-Universität Göttingen
Zentrum Pharmakologie u. Toxikologie
Robert-Koch-Straße 40
☎ Vorwahl   0551
    Durchwahl 19240/38 31 80
Telefax: (0551) 3831881

66421 Homburg/Saar
Universitätskliniken
Klinik für Kinder- u. Jugendmedizin
☎ Vorwahl   0 68 41
    Durchwahl 1 92 40
Telefax: (06841) 16 83 14

55131 Mainz
Beratungsstelle bei Vergiftungen
Klinische Toxikologie
II Medizinische Klinik u. Poliklinik
Johannes-Gutenberg-Universität
Langenbeckstraße 1
☎ Vorwahl   061 31
    Durchwahl 232466/1 92 40
Telefax: (06131) 17 66 05

81675 **München**
Giftnotruf München
(Toxikologische Abteilung der
II.Medizinischen Klinik rechts
der Isar der TU)
Ismaninger Straße 22
☎ Vorwahl   0 89
   Durchwahl 192 40
Telefax: (089) 41 40-24 67

90419 **Nürnberg**
II. Medizinische Klinik
des Städtischen Klinikums
Toxikologische Intensivstation
Flurstraße 17
☎ Vorwahl   09 11
   Zentrale   39 80
   Durchwahl 398 24 51
Telefax: (0911) 3 98 22 05

Literatur

1. Consilium cedip „PRACTICUM" Handbuch für Diagnose und Therapie. 23.Aufl., Cedip, Ismaning, München, 1995
2. Dorsch: Kardiale Notfallsituationen. MMV, München 1994
3. Umlauf, R.: Akupunktur in der Notfallmedizin. Haug, Heidelberg 1994
4. Garten, H.: Akupunktur bei inneren Erkrankungen. Hippokrates, Stuttgart 1994
5. Voegeli, A.: Leit- und wahlanzeigende Symptome der Homöopathie. 4. Aufl., Haug, Heidelberg 1996
6. Allen, H.C.: Leitsymptome wichtiger Arzneimittel der homöopathischen Materia Medica. Burgdorf, Göttingen 1994

NOTFALL
A BIS Z

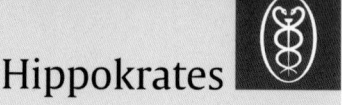

Hippokrates

Der sanfte Weg

W. Gawlik

Homöopathie und konventionelle Therapie

Anwendungsmöglichkeiten in
der Allgemeinpraxis

3., überarbeitete u. erweiterte
Auflage 1997, 372 S., geb.
DM 79,– / ÖS 577 / SFr 72,–
ISBN 3-7773-1246-0

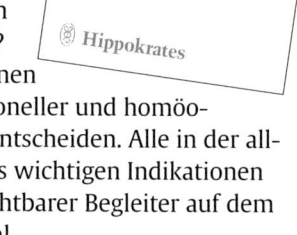

Wünschen Sie sich die Praxis-
hospitation beim erfahrenen
homöopathischen Kollegen?
Das Buch bietet sie. Hier lernen
Sie, sich zwischen konventioneller und homöo-
pathischer Behandlung zu entscheiden. Alle in der allgemeinmedizinischen Praxis wichtigen Indikationen
sind enthalten. Ein unverzichtbarer Begleiter auf dem
Weg zur sicheren Mittelwahl.

Preisänderungen vorbehalten!